TRANSFUSION DU SANG

DE LA

TRANSFUSION DU SANG

Montpellier. — Typographie BOEHM & FILS.

DE LA

TRANSFUSION DU SANG

PAR

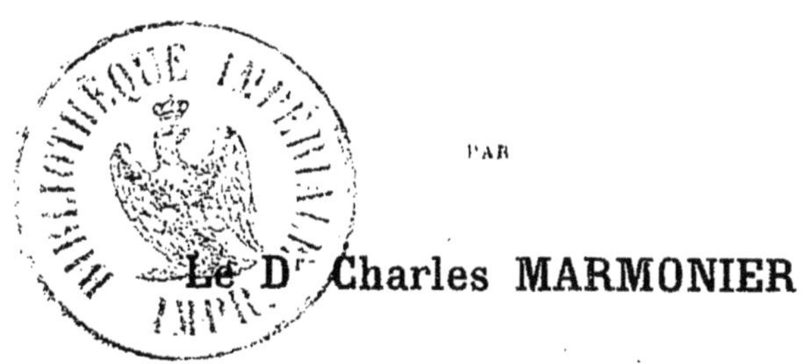

Le Dr Charles MARMONIER

C'est encore être utile que de vulgariser.

PARIS

VICTOR MASSON ET FILS

Place de l'École-de-Médecine

M DCCC LXIX

AVANT-PROPOS.

Quoiqu'il soit généralement convenu qu'on ne lise presque jamais les avant-propos, il est bon, je crois, avant d'aborder l'étude de la *transfusion du sang*, d'exposer rapidement les raisons qui m'ont porté à étudier à fond cette question, l'esprit pratique qui a présidé à mes recherches et à la rédaction de ce travail, le but que je poursuis, et le plan que je me suis tracé.

Durant le cours de mes études médicales, j'eus le rare bonheur d'assister à une opération de transfusion pratiquée à Montpellier par M. le professeur Courty. Les résultats immédiats de cette opération produisirent sur mon esprit une impression telle, que dès ce moment je m'attachai d'une manière toute particulière à l'étude de cette question, et avec d'autant plus d'ardeur que les expériences récentes de savants physiologistes lui donnaient une certaine actualité !

L'auteur de ce travail n'est donc pas seulement un

homme qui a lu, mais aussi un homme qui a vu et observé de près.

D'ailleurs, en dehors des considérations précédentes, une raison tout aussi puissante, ou du moins un sentiment qu'on trouvera légitime, m'engageait à étudier d'une manière spéciale la question de la transfusion.

Fils d'un médecin qui, depuis l'arrêt de 1668, fut un des premiers à pratiquer en France la transfusion avec un succès complet, et dont on a dit récemment encore « qu'il avait contribué à remettre la transfusion en honneur[1] », j'eus plus d'une fois l'occasion de recueillir à ce sujet ses réflexions pratiques, et de me prémunir de bonne heure contre le découragement qui aurait pu me saisir en abordant un sujet si rempli de difficultés.

C'est pourquoi, tout en espérant présenter un travail aussi complet que possible, je n'ai cependant emprunté à l'histoire que ce qu'il y a de plus intéressant à connaître, à la physiologie que ce qu'il y a seulement d'essentiel à savoir ; mais je me suis surtout attaché, autant qu'il était en mon pouvoir de le faire, à préciser, d'après les nombreuses observations que j'ai rassemblées, les indications de la transfusion et les procédés divers à l'aide desquels on peut le plus facilement pratiquer auourd'hui cette opération.

Je ne suis le partisan d'aucun système ; je ne me base pas sur des théories hypothétiques, mais seulement sur ce que l'expérience seule a démontré.

[1] Gazette médicale de Lyon, 1865, pag. 267.

Je n'ai pas eu d'autre but, en produisant ce travail, que de chercher à répandre l'étude de la transfusion, afin de la faire rentrer davantage dans la pratique. Si je parvenais à démontrer qu'on a tort de la considérer comme une opération exceptionnelle, qu'elle offre moins de dangers et de difficultés qu'on ne se l'imagine généralement, qu'elle trouve ses indications chaque jour dans la pratique, et si je puis, pour ma faible part, contribuer à la généralisation de cette opération, je croirai avoir atteint le but de mes efforts. J'aurai du moins justifié ces mots placés en tête de ce livre : *C'est encore être utile que de vulgariser.*

Ce serait ici le lieu d'indiquer le plan que j'ai adopté. Mais, pour éviter des répétitions inutiles, j'engage le lecteur à se reporter à la table des matières, qui est disposée de façon à lui permettre d'embrasser d'un seul coup d'œil les divisions de ce travail.

On trouvera, à la fin de l'Historique, un Index bibliographique que je ne suis parvenu à créer qu'après de longs et pénibles labeurs. J'ai comblé ainsi une des lacunes importantes qui existent dans les ouvrages relatifs à la transfusion. J'ai pensé pouvoir ainsi faciliter l'étude de cette question à ceux qui voudront s'en occuper après moi, et leur éviter le soin d'aussi laborieuses recherches.

DE LA

TRANSFUSION DU SANG

La transfusion du sang est une opération qui consiste à faire passer le sang des vaisseaux d'un individu dans les vaisseaux d'un autre individu.

La transfusion est *immédiate* quand le sang passe directement d'un vaisseau dans un autre, sans se trouver en contact avec l'air extérieur; elle est *médiate* quand le sang qui doit être injecté est obligé de rester un certain temps hors des vaisseaux dont il est extrait, et qu'il se trouve en contact direct avec l'air extérieur.

Le but de la transfusion est, en somme, de remédier à

une altération dans la quantité ou dans la qualité du sang d'un individu malade.

Cette opération, qui au premier abord semble sortir des voies ordinaires de la chirurgie, intéresse à la fois le médecin et le chirurgien, le savant et le praticien; elle appartient en même temps au domaine de la physiologie et de la thérapeutique: voilà tout autant de raisons qui peuvent déjà faire prévoir l'importance de notre sujet.

PREMIÈRE PARTIE

Historique.

———

C'est de la transfusion surtout qu'on peut dire, en se servant des paroles de Bordeu : « L'histoire ne raconte pas seulement, mais elle enseigne. »

A peine découverte, cette opération, que tous les esprits accueillirent avec un enthousiasme frénétique, fut presque aussitôt dénigrée, repoussée et condamnée. Elle subit la loi commune à la plupart de toutes les grandes conceptions de l'esprit humain, et après un long oubli elle est enfin revenue prendre dans la science la place que lui assuraient son importance et son utilité, aujourd'hui incontestables.

J'ai pensé qu'il serait peut-être intéressant pour quelques-uns de connaître les circonstances dans lesquelles la transfusion prit naissance, les luttes qu'elle eut à soutenir, les travaux dont elle a été l'objet jusqu'ici; et j'en ai tracé un résumé, succinct il est vrai, mais aussi complet que possible.

Je dirai d'abord ce que mes recherches m'ont appris touchant l'idée que les anciens se faisaient de la transfusion; puis j'examinerai les diverses périodes pendant lesquelles.

dirigée, dès le début par un empirisme aveugle, elle ne marche ensuite que guidée par les principes de la physiologie expérimentale.

I.

DE LA TRANSFUSION CHEZ LES ANCIENS.

L'idée de la transfusion, s'il faut en croire les auteurs, remonte à la plus haute antiquité.

Elle apparaît dans le *Livre de la sagesse* de Tanaquilla, femme de Tarquin l'Ancien ; dans le *Traité d'anatomie* d'Hérophyle[1].

Pline et Celse la condamnent dans leurs ouvrages.

Ovide en fait mention dans ses poésies, et place ces paroles dans la bouche de Médée, répondant aux filles de Pellias, qui le priaient de rendre à leur père sa jeunesse et son ancien courage :

> . . . . . . *Veteremque haurite cruorem*
> *Ut repleam vacuas juvenili sanguine venas !*
>
> (*Métamorphoses*, liv. VII.)

Cette idée apparaît encore dans les écrits de Fabrice d'Aquapendente.

Mais ce ne sont là que des données se perdant dans la nuit des temps.

Des écrits moins anciens sembleraient indiquer que la transfusion aurait été pratiquée avant l'époque à laquelle on attribue généralement son origine. C'est ainsi qu'on lit dans la *Vie de Jérôme Savonarole*, par Villari, ce fait mentionné par Sismondi :

---

[1] Mackensie ; Histoire de la santé. Amsterdam. 1678, pag. 382.

« Dans sa dernière maladie, le pape Innocent VIII se laissa persuader par un médecin juif de tenter le remède de la transfusion du sang, qui jusqu'alors n'avait été expérimentée que sur des animaux. Alors on fit un échange du sang du vieux et débile pontife contre celui d'un jeune homme. On recommença trois fois, et trois fois l'expérience coûta la vie d'un jeune homme : il était probablement entré de l'air dans les vaisseaux de ces derniers. Le médecin juif prit la fuite. Aucun résultat ne fut obtenu ; le pape mourut le 25 avril 1492 [1]. »

Plus tard, la transfusion fut décrite par Libavius dans cette phrase dont je ne cite que les mots essentiels : « *Adsit juvenis robustus, sanus, sanguine spirituoso plenus; adstet exhaustus viribus, vix animam trahens...... Ex sano sanguis spirituosus saliet in ægrotum, undaque vite fontem afferet, omnemque langorem pellet.* » Mais l'auteur ajoute, pour s'en moquer : « *Sed commodo ille robustus non languescet? Danda ei bona confortantia, et medico vero helleborum* [2]. »

Enfin, à une époque plus rapprochée, J. Colle parla de la transfusion comme d'un moyen propre à rajeunir les vieillards [3].

Voilà tout ce que l'on sait de la transfusion avant le milieu du XVIIe siècle, époque à laquelle commence sa véritable histoire; car on peut dire, sans vouloir diminuer l'importance que peuvent avoir les citations précédentes,

---

[1] Raynaldi; Annales ecclésiastiques. 1492, pag. 412.

[2] Libavius; *Appendix necessaria syntagmatis arcanorum chymicorum*, 1615, pag. 7.

[3] Johann Colle; *Methodus facile parandi tuta et nova medicamenta.* Venet., 1628.

que jusqu'alors cette question ne fut nullement étudiée. Mais à partir de la seconde moitié du XVIIe siècle, elle fut l'objet de travaux sérieux qui, bien qu'interrompus pendant quelque temps, furent repris ensuite avec une nouvelle vigueur, et attirèrent sur elle l'attention des savants de toute l'Europe.

Depuis cette époque jusqu'à nos jours, l'histoire de la transfusion peut être divisée en trois périodes bien distinctes, qui vont être successivement passées en revue.

II.

DE LA TRANSFUSION CHEZ LES MODERNES.

Les trois périodes en lesquelles on divise généralement l'histoire de la transfusion dans les temps modernes, s'étendent :

La première, depuis l'année 1656 jusqu'en 1668, époque à laquelle un arrêt du Châtelet défendit de pratiquer cette opération en France ;

La deuxième, depuis 1668 jusqu'en 1818 : période d'oubli ;

La troisième, depuis 1818, époque à laquelle Blundell fit paraître un mémoire important, jusqu'à nos jours : période vraiment scientifique.

Première période. — L'idée d'injecter les vaisseaux sanguins, afin de pouvoir étudier plus facilement leurs ramifications, conduisit à cette autre pensée d'injecter dans ces mêmes vaisseaux, dans un but thérapeutique, des agents médicamenteux. De ces dernières expériences à la transfusion du sang, il n'y avait qu'un pas.

En 1650, un certain Dom Robert des Gabcts, religieux bénédictin français, prononça dans une assemblée un discours sur la transfusion[1] ; mais quelle valeur pouvaient avoir ses paroles?

Bien que Major[2] se soit prétendu l'inventeur de la transfusion, ce fut Christophe Wren, professeur à l'Université d'Oxford, qui le premier, en 1656, en parla dans ses cours publics ; et Richard Lower fut le premier à la pratiquer sur les animaux[3]. Ses tentatives, couronnées d'un plein succès, furent reprises par Robert Boyle[4], par Fracassati[5], par Riva[6], et tant d'autres, qui obtinrent également des résultats favorables.

Ces expériences eurent un grand retentissement. La science croyait avoir trouvé le secret de la vie : on conçoit alors combien les esprits se passionnèrent pour cette découverte, et étaient anxieux de savoir quel serait le résultat de la transfusion pratiquée sur l'homme. Leur impatience fut bientôt satisfaite.

En 1667, Denys, médecin de la Faculté de Montpellier, fut le premier à pratiquer à Paris, avec l'aide d'Emmeretz, la transfusion sur l'homme[7]. Si le savant professeur d'Oxford peut se glorifier d'avoir été le propagateur de cette idée nouvelle, du moins c'est à un chirurgien français

[1] Journal des savants, 1667. pag. 96.

[2] Major : *Prodromus à se inventæ chirurgiæ infusoriæ*. etc. Leipzig. 1664.

[3] Journal des savants, 1667, pag. 21.

[4] *Philos. Transact.*, 1665, tom. I, pag. 129.

[5] Fracassati et Malpighi; *Tetras anatom. epistol.* Bologne, 1665.

[6] Riva; *Ephem. nat. curios.*, dec. I, ann. 1. obs. 149.

[7] Journal des savants, 1667. pag. 134.

que revient l'honneur d'avoir le premier pratiqué la transfusion sur l'homme.

Denys avait enlevé trois onces de sang à un jeune homme épuisé par une fièvre grave, et lui avait injecté huit onces de sang de veau : le malade se rétablit complètement. De nouveaux succès furent obtenus par d'Emmeretz, qui injecta à un adulte du sang de mouton ; par Richard Lower et Edmond King, qui injectèrent dix onces de sang artériel de mouton à un maniaque nommé Arthur Coga[1] ; par Tardy en France[2] ; par Cassini (de Bologne) : par Griffoni[3] ; par Manfredi[4].

Denys renouvela avec le même bonheur la transfusion sur un malade auquel il injecta deux fois, à quelques jours d'intervalle, dix onces de sang[5]. Je ne parlerai pas d'un fou ni d'un paralytique qu'il prétendit avoir guéri, ni de tant d'autres cas dont la relation préoccupa vivement les esprits[6]. Je dirai seulement que Denys acquit une réputation immense, et qu'il fut poursuivi avec acharnement par l'envie et la jalousie, compagnes inséparables de tous ceux qui se dévouent avec persévérance au triomphe d'une idée nouvelle et féconde. Les médecins de la Faculté de Paris, à laquelle Denys était étranger, jurèrent la perte de

---

[1] Transactions philosophiques, 1667, pag. 203.

[2] Traité de l'écoulement du sang d'un homme dans les veines d'un autre. Paris, 1667.

[3] Journal des savants, 1668, pag. 85.

[4] *De nova et inaudita medic. chirurg. observat. sanguin. transfund.* Romæ, 1668.

[5] Journal des savants, 1667, pag. 34.

[6] *Giornale de Literati per il Tinassi. — Rilazione del' esperienze fatte in Inghilltera, Francia et Italia intorno la famosa transfusione del sangue.* Romæ.

ce dernier, et profitèrent du premier insuccès qu'il subit pour faire rendre par la cour du Châtelet un arrêt qui défendit à tout médecin de pratiquer la transfusion sur l'homme sans l'approbation d'un docteur de la Faculté de Paris (17 avril 1668).

Or, voici l'insuccès qui causa la chute de Denys. Celui-ci avait déjà pratiqué deux fois la transfusion sur un pauvre fou nommé Mauroy. Quelques mois après, comme il se préparait à lui faire une nouvelle injection, Mauroy fut pris d'un tremblement général avant que la transfusion fût pratiquée. Denys n'acheva pas l'opération. Les ennemis de ce dernier avaient gagné la femme de Mauroy, afin qu'elle empoisonnât son mari. Celle-ci fut cependant poursuivie[1], mais l'arrêt n'en subsista pas moins.

Il s'engagea alors entre Denys et ses adversaires, en tête desquels se trouvaient Lamy et de la Martinière, une polémique très-vive sur les détails de laquelle je n'insisterai pas.

Mais il faut tout avouer. La transfusion pratiquée sans règles déterminées, sans indications précises, comptait de nombreux insuccès. On l'employait pour combattre toute sorte de maladies. Elle fut pratiquée à Paris sur le baron Bond, fils du premier ministre d'état de Suède, et qui était atteint de gangrène intestinale. Bien plus, on espérait par la transfusion, non-seulement rajeunir les vieillards, mais encore agir sur le moral d'un individu, dompter son caractère emporté en lui injectant du sang d'agneau, ou le rendre courageux en lui transfusant du sang de lion.

Il ne faut donc pas s'étonner si la transfusion, si mal

---

[1] Dictionnaire des sciences de Neufchâtel. tom. **XXVI**.

dirigée, donna alors de funestes résultats. Et l'on peut penser que l'abus qu'on fit de cette opération ne contribua pas peu à engager la cour du Châtelet à rendre son arrêt de proscription, et que l'insuccès obtenu par Denys ne fut pour elle qu'un prétexte.

Quoi qu'il en soit, on oublia les succès dus à la transfusion pour n'envisager que les cas malheureux où elle avait été impuissante à retenir une vie déjà condamnée. Et cette opération fut d'autant plus vite décriée, oubliée, qu'elle avait joui d'une faveur plus grande et plus rapide.

Deuxième période. — A l'effervescence des esprits succéda une torpeur considérable. Durant le long espace de temps qui constitue cette seconde période de l'histoire de la transfusion, ce n'est qu'à de rares intervalles que l'on voit apparaître quelques écrits qui prouvent que cette question n'était pas tombée dans un oubli complet.

Peu de temps après l'arrêt du Châtelet, Richard Lower en parla dans son ouvrage sur le cœur[1]. Manfredi obtint encore un succès, en 1670 ; mais à la suite d'un insuccès obtenu par Riva, la cour de Rome, en 1679, proscrivit également la transfusion en Italie.

Malgré ces attaques successives, la transfusion compta encore des partisans. Sans parler de Merklin[2], de Nück (1714), de Rosa de Modène (1783), de Purmann[3], de Darwin[4], j'arriverai à des noms plus récents et plus connus.

---

[1] Richard Lower ; *Tractatus de corde,* pag. 141 ; 1669.

[2] Merklin ; *Tractatio medica curiosa de ortu et occasu transfusionis sanguinis.* Nuremberg, 1679.

[3] Purmann et Kaufmann : *Chirurgia curiosa.* Francof.. 1699.

[4] Darwin : *Zoonomia.* Londres, 1796. vol. I.

Claude Perrault, qui en entretint l'Académie des sciences de Paris, Paul Scheele [1], Bichat [2] et Portal, Hufeland [3] et Leacock [4].

Mais ce ne fut qu'après l'apparition du mémoire de Blundell que la transfusion vit s'ouvrir pour elle une ère nouvelle et qui devait être plus féconde en résultats. De cette époque seulement date son histoire vraiment scientifique.

Troisième période. — Il appartenait à une expérimentation dirigée par de saines notions de physiologie, de relever la transfusion dans l'opinion publique, et de l'asseoir sur des bases solides.

Ce fut Blundell qui, en 1818, tira la transfusion du long oubli dans lequel on l'avait laissée. Ses expériences sur les animaux, faites avec méthode et avec cet esprit d'observation qui le distinguait, furent de nature à l'encourager. Aussi ne tarda-t-il pas à appliquer à l'homme le fruit de ses observations. En 1819, il pratiqua le premier la transfusion d'*homme à homme*. Son mémoire important fut suivi d'autres écrits non moins importants de Prévost et Dumas (1821) en Suisse, de Dieffenbach (1828) en Allemagne, et de tant d'autres dont on trouvera plus loin une liste assez complète. Comme, dans le courant de ce travail, j'aurai l'occasion de les citer, de raconter les

[1] Scheele; *Die Transfusion des Blutes*. Kopenhagen. 1802.

[2] Bichat ; Rech. physiologiq. sur la vie et sur la mort, 1813, pag. 167.

[3] Hufeland; *Dissert. in. de usu transfusionis sanguinis præcipue in asphyxia*. Berol., 1815.

[4] Leacock; *Dissert. inaug. de hæmorrhagia et transfusione*. Edinburgh, 1817.

principales expériences, de relater leurs conclusions, j'ai dù, pour éviter des répétitions inutiles, céder à mon intention première, qui était de les analyser ici rapidement.

En France, la transfusion était tombée dans un discrédit complet, malgré les efforts de M. Milne Edwards qui, en 1823, démontra l'utilité de cette opération pour combattre les hémorrhagies, et demanda qu'elle pût reprendre sa place dans la pratique. Deux essais malheureux tentés en 1830 [1] et en 1831 [2], contribuèrent à aggraver cette situation. La transfusion jouissait d'une défaveur telle, qu'une action judiciaire fut intentée, il y a quelques années seulement, à un honorable médecin du midi de la France qui avait pratiqué la transfusion sans un résultat heureux [3].

Mais le succès passager obtenu par M. Nélaton, en 1850, commença à attirer de nouveau l'attention sur cette question trop longtemps abandonnée, et sur laquelle, il faut bien l'avouer, les travaux étrangers avaient déjà jeté un jour nouveau. Quelques semaines après, un nouveau cas de transfusion, « qui fit une véritable sensation [4] », et dû à M. Marmonier père (de l'Isère), contribua à raffermir bien des convictions encore chancelantes.

L'exemple donné par M. Marmonier ne tarda pas à porter ses fruits, et peu après, MM. Devay et Desgranges (de Lyon) publièrent une nouvelle observation de transfusion pratiquée également avec un succès complet. Dès-lors, la transfusion fut regardée généralement comme une opéra-

[1] Roux.
[2] Les Internes de l'Hôtel-Dieu.
[3] Gazette des hôpitaux, 1851, pag. 20.
[4] Gazette médicale de Paris, 1852, pag. 4.

tion qui devait rentrer dans la pratique. Malgré cela, il faut encore attendre quelques années pour voir apparaître en France des travaux relatifs à la transfusion, et nous sommes forcé de convenir que l'étude de cette question a bien plus tenté les médecins allemands et anglais que les médecins français.

Si on lit les auteurs qui ont écrit en France avant 1850, on a lieu de s'étonner du jugement défavorable qu'ils portent sur la transfusion. Mais depuis les premiers succès obtenus, une modification heureuse s'est faite peu à peu dans les esprits, et bien que MM. Alphonse Guérin [1] et Chassaignac [2] lui soient encore presque opposés, on ne peut s'empêcher de constater un progrès croissant en parcourant les traités de physiologie récents et les traités d'accouchements, à part toutefois celui de M. Joulin, qui ne parle de la transfusion que pour la mentionner. Enfin, en ajoutant que MM. Cl. Bernard, Brown-Séquard, Longet et Ch. Rouget ont consacré plusieurs leçons de leurs savants cours à traiter spécialement de la transfusion du sang, c'est dire assez quelle importance cette question a acquise durant ces derniers temps, et combien son étude est digne d'intérêt.

Il me reste, pour compléter cette première partie de mon travail, à indiquer les travaux importants dont la transfusion a été l'objet.

---

[1] Éléments de chirurgie opératoire, 1858, pag. 83, 2ᵉ édit.

[2] Traité cliniq. et pratiq. des opérat. chirurg., tom. I, pag. 408 ; 1861.

INDEX BIBLIOGRAPHIQUE.

1818. Blundell.—Medico-chirurgic. Transactions, tom. IX.

1821. Prevost et Dumas. — Bibliothèque universelle de Genève, tom. XVII.

1822. Magendie.—Journal de Physiologie, tom. II, pag. 338.

1823. Milne-Edwards. —Thèse de Paris, n° 73.

1824. Tietzel. —Diss. in. de transfusione sanguinis. Berol.

1824. J. Blundell. — Researches physiological and pathological on transfusion of blood. London.

1828. Dieffenbach. — Die Transfusion des Blutes. Berlin.

1830. Marcinkowski.—Hamb. Zeitschrift f. d. ges. Medic. von Dieffenbach, Fricke und Oppenheim. Bd. I, pag. 189.

1830. *Mémorial du Midi.* — (Historique.) Tom. II, pag. 35, 92.

1830. Dieffenbach.—Rust's Magazin für die gesammte Heilkunde, tom. XXX; et Archives générales de médecine, tom. XXII, pag. 99.

1833. Richerand. —Traité de Physiologie, tom. I, pag. 459.

1835. Bischoff.—Müller's Archiv., Bd. II, pag. 347.

1838. Bischoff. — *Id.* Bd. V, pag. 351.

1839. J. Blundell. — Vorlesungen über Geburtshülfe von Thom. Castle, deutsch von Ludw. Calman. — Leipzig.

1839. Burdach. — Traité de Physiologie, tom. VI, pag. 400 et suivantes.

1842. Magendie. — Leçons sur les phénomènes physiques de la vie, vol. IV, pag. 366, 376, 387.

1844. Carré. — Thèse de Paris, n° 214.

1845. Dieffenbach.—In Rust's Chirurgie., Bd. IX, pag. 633 et suivantes.

1849. ROUTH. — Statistische und allgemeine Bemerkungen über Transfusion des Blutes, in den Medical Times for august 1.

1849. *Comptes-rendus de la Soc. de Biol.*, vol. I, pag. 105 et 158.

1850.   *Idem.*   vol. II, pag. 271.

1851.   *Idem.*   vol III, pag. 101.

1851. *Comptes-rendus de l'Académie des sciences,* vol. XXXII, pag. 855 et 897.

1851. Achille PÉRIER. — Thèse de Paris, n° 195.

1851. Giovanni POLLI. — Gazette d'Omodei; et 1852, Archives générales de médecine, pag. 205.

1851. BÉRARD. — Traité de Physiologie, tom. III, pag. 649.

1852. Mathias VITALIS SCHILTZ. — Diss. in. de transfusione sanguinis ejusque usu therapeutico. Bonnæ.

1852. New-York medical. Times, pag. 355.

1852. SODEN. — Tabelle in den London medico-chirurgical Transactions, vol. XXXV.

1852. Étienne PASSEMENT. — Thèse de Paris, n° 172..

1852. DEVAY et DESGRANGES. — Gazette médicale de Paris, pag. 4, 20, 31.

1853. *Northern Lancet,* febr., pag. 237.

1854. DURAND. — Thèse de Montpellier, n° 8.

1855. *Comptes-rendus de l'Académie des sciences,* vol. XLI, pag. 118.

1857. MILNE-EDWARDS. — Leçons sur la physiologie et l'anat. comp., tom. I, pag. 326.

1857. *Comptes-rendus de l'Académie des sciences,* tom. XLV, pag. 562 et 925.

1857. GIRAUD-TEULON. — Gazette médicale de Paris, pag. 215.

1858. QUINCHE. Thèse de Paris, n° 223.

1858. BROWN-SÉQUARD. — Journal de Physiologie, tom. I, pag. 173, 366, 666, 731.

1859. Ed. MARTIN. — Uber die Transfusion bei Blutungen Neuentbundener. Berlin.

1859. BROWN-SÉQUARD. — Journal de Physiologie, tom. II, pag. 76.

1860. Ch. WALLER.—On transfusion of blood, in obstetrical Transact. of London, vol. I.

1860. NEUDOERFER et DEMME. — OEsterr. Zeitschr. f. pract. Heilkunde, n°ˢ 8 et 9.

1860. BROWN-SÉQUARD. —Journal de Physiologie, tom. III, pag. 126.

1860. NICOLAS. — Thèse de Paris, n° 79.

1861. BROWN-SÉQUARD. —Journal de Physiologie, tom. IV, pag. 635.

1862. NEUDOERFER et DEMME.—Schweiz-Zeitschr. f. Heilkunde, pag. 437.

1862. BROWN-SÉQUARD.—Journal de Physiologie, tom. V, pag. 600, 653, 662.

1863. PANUM. — Experimentelle Untersuchungen über die Tranfusion, Transplantation oder Substitution des Blutes in theoretischer und practischer Beziehung; in Virchow's Archiv, Bd. XXVII, pag. 240-295, und 433-459.

1863. ORÉ.—Études historiques et physiologiques, in Recueil de la Société des sciences physiques et naturelles de Bordeaux.

1863. Guil. BOLDT. — De transfusione. Diss. Berol.

1863. COURTOIS. —Thèse de Strasbourg, n° 686.

1863. BLASIUS. —Statistik der Transfusion des Blutes, in Monatsblatt für medicinische Statistik. Beilage zur deutschen Klinik, n° 11.

1863. GRAILY-HEWIT. — Britisch med. journal, pag. 232.

1864. MORELY, — Thèse de Paris, n° 73.

1864. KüNHE. —Centralblatt f, d. medic. Wissensch. n° 9.

1864. MONCOCQ. —Thèse de Paris, n° 185.

1865. GRAILY-HEWIT. — Apparatus for the performance of transfusion, in obstetrical Transact. of London, vol. VI, pag. 126.

1865. ORÉ. — Recherches expérimentales. Thèse pour le doctorat ès-sciences naturelles. Bordeaux.

1865. Aveling. — On immediate transfusion, in obstetrical Transact. of London, vol. VI, pag. 136.

1866. Goulard. — Thèses de Paris, n° 319.

1866. Eulemburg et Landois. — Die Transfusion des Blutes. Berlin.

1867. Badt et Martin. — Verhandlungen der Berliner med. Gesellschaft. Berlin, pag. 301.

1867. Mosler. — Ueber Transfusion defibrinirten Blutes bei Leukaemie und Anaemie. Berlin.

1869. Branton-Hicks. — Guy's hospital Reports, tom. XIV, pag. 1 et suivantes.

1869. Longet. Traité de Physiologie, tom. II, pag. 32.

1869. Von Belina-Swiontkowski. — Die Transfusion des Blutes, in physiologischer und medicinischer Beziehung. Heidelberg.

Les limites restreintes dans lesquelles j'ai voulu renfermer ce travail, ne me permettent pas de rapporter avec tous les détails qui accompagnent leur relation dans les ouvrages où elles ont été publiées, toutes les observations que j'ai recueillies.

En décrire une, sera du reste les décrire toutes. En effet, les opérations de transfusion pratiquées le plus récemment ressemblent à celles pratiquées quelques années auparavant. Il peut y avoir quelque différence dans la quantité de sang injecté, dans l'appareil employé; mais les symptômes que présente le malade avant et après l'opération, le manuel opératoire, qui au fond se résume à transfuser le sang, que ce soit d'une manière médiate ou immédiate, se ressemblent à peu près.

J'ai·pensé que présenter ici avec tous ses détails une

observation de transfusion, serait éviter un reproche qu'on aurait pu adresser à ce travail. Laquelle citer ? Chacune se recommande également d'elle-même par l'habileté avec laquelle l'opération a été conduite. En choisissant, entre toutes, l'observation produite par M. le Dr Marmonier père, on me pardonnera d'avoir été guidé par un sentiment que l'on comprendra et qui trouve son excuse (s'il a besoin d'être excusé) dans son origine même. Je ne fais du reste que suivre la marche adoptée dans leurs brochures par MM. Ed. Martin et Belina, plaçant avant tous les autres un fait qui leur était plus ou moins personnel.

Je laisse la parole à l'auteur lui-même de l'opération.

Le 3 janvier 1851, à six heures du matin, je fus appelé pour accoucher la femme Mallet (de Lancey, canton de Domène, Isère), âgée d'environ trente ans, d'une constitution lymphatique, un peu affaiblie par plusieurs grossesses rapprochées, par des accouchements antérieurs laborieux et par quelques peines morales et physiques.

Lorsque j'arrivai près de cette femme, les douleurs qui accompagnent le travail de l'accouchement avaient presque cessé ; elle était faible et épuisée par de longs et inutiles efforts qui n'avaient pu amener l'expulsion de l'enfant, à cause de l'existence d'une antéversion très-prononcée de la matrice ; je reconnus une présentation de la tête, et je jugeai alors que je ne pourrais terminer l'accouchement dans cette position ; j'opérai promptement la version du fœtus et l'amenai par les pieds. Au même moment il se manifesta une perte de sang plus forte que de coutume, qui m'obligea d'extraire rapidement le placenta et d'exciter la contraction de la matrice qui se trouvait dans un état d'inertie assez sensible. Cette manœuvre fut suivie de succès ; après quelques instants la perte était arrêtée, et la malade se trouvait bien.

Je restai près d'elle encore trois quarts d'heure ; j'examinai le pouls, que je trouvai bon, quoiqu'un peu faible ; j'examinai la matrice, qui paraissait dans un état satisfaisant ; puis je crus pouvoir me retirer, la laissant aux soins de l'accoucheuse et de sa famille. Je l'avais quittée depuis une demi-heure, lorsqu'elle éprouva une hémorrhagie utérine extrêmement abondante qui fut suivie d'un long évanouissement ; puis elle reprit connaissance et éprouva un peu de mieux ; mais ce mieux ne devait pas être de longue durée, car une seconde hémorrhagie, aussi très-abondante, survint encore et laissa cette fois la malade dans un plus long évanouissement et avec une plus grande faiblesse.

Ce fut au moment de la première perte que l'on revint me chercher ; j'accourus, et lorsque je me retrouvai près d'elle c'était environ trois heures après son accouchement et une heure et demie après la première perte abondante. J'appris par l'accoucheuse et par les parents tout ce qui s'était passé pendant mon absence, et je pus apprécier moi-mème, en voyant la malade, toute la gravité de la situation. Cette femme, que plusieurs fois les personnes présentes avaient crue morte, était d'une faiblesse désespérante, avec une pâleur mortelle ; les extrémités étaient froides, le pouls presque insensible et quelquefois nul ; l'obscurcissement de la vue, qui existait presque constamment, ne cessait quelques instants que pour se reproduire bientôt après, et annonçait presque toujours le retour d'une nouvelle syncope.

Je fus témoin pendant trois quarts d'heure de tous les accidents que je viens de signaler, et j'employai pendant ce temps tous les moyens dont je pouvais disposer pour arrêter une légère perte qui se reproduisait encore de temps en temps, et pour ramener la chaleur et la circulation prêtes à s'éteindre.

Je fis d'abord des applications astringentes et réfrigérantes sur l'abdomen ; je profitai de la suspension des syncopes pour faire boire quelques gorgées d'infusion concentrée de seigle ergoté ; j'administrai, lorsque cela était possible, quelques cuillerées d'une potion cordiale ; je fis des frictions sèches sur la peau avec une brosse et de la laine ; j'appliquai des linges chauffés sur les membres, sur le corps ; à chaque évanouissement, j'appliquai du vinaigre sous le nez, sur les lèvres, etc. Je luttai ainsi pendant trois quarts d'heure, sans obtenir la moindre amélioration ; le mal allait, au contraire, toujours en s'aggravant. J'entrevoyais une mort prochaine, inévitable, à laquelle je croyais d'autant plus, que quelques mois auparavant j'avais vu mourir une voisine de la malade, la femme Perrin, quatre heures après un accouchement, des suites d'une hémorrhagie absolument semblable.

J'étais désespéré, lorsque l'idée de la transfusion, qui m'avait déjà préoccupé, m'apparut comme le seul moyen de salut ; cette idée me fut suggérée par ce que je connaissais de l'opération faite quelque temps avant par notre savant confrère, le Dr Nélaton.

Dans ce moment, je décidai donc que je tenterais la transfusion, s'il en était encore temps, et si je pouvais réunir promptement les instruments qui m'étaient indispensables et dont je n'étais pas muni, n'ayant pas prévu que je serais forcé de pratiquer seul, sans l'aide d'autres chirurgiens, une opération pareille.

Je trouvai dans la maison une petite seringue d'enfant dont je pensai pouvoir me servir et qui pouvait contenir 70 grammes de sang. Je fis préparer l'eau chaude. les vases, le linge dont je supposais avoir besoin ; je m'assurai des bonnes dispositions de la fille Fagnet, voisine de la malade, qui voulut bien consentir à nous donner son sang. Toutes ces dispositions prises, je procédai à l'opération de la manière suivante :

Le bras droit de la malade fut étendu sur le lit dans la position de supination et fut maintenu par une femme seulement, l'état de demi-insensibilité dans lequel se trouvait celle que je devais opérer n'exigeant pas d'autres précautions ; je fis sur la veine basilique et dans sa direction une incision d'environ trois centimètres, puis j'isolai complètement cette veine dans une étendue d'environ deux centimètres ; je fis passer au-dessous de celle-ci un fil porté par une aiguille : ce fil devait me servir à la soulever à volonté et à la serrer légèrement sur la canule de la seringue, pour éviter l'introduction de l'air au moment où la seringue serait appliquée.

Je fis à la veine, dans le sens de sa direction, une ouverture d'environ un demi-centimètre, par laquelle il ne sortit que deux ou trois gouttes de sang, qui coulèrent doucement, sans impulsion sensible ; je fis comprimer légèrement la veine au-dessus et au-dessous de l'ouverture, d'une part pour empêcher l'introduction de l'air, de l'autre pour empêcher la sortie de quelques gouttes de sang; immédiatement je saignai la fille Fagnet. Je reçus le sang dans une tasse, qui était elle-même dans un vase plein d'eau assez chaude pour lui conserver sa chaleur ordinaire, chaleur que je ne pouvais calculer que d'une manière approximative, n'ayant pas de thermomètre à ma disposition ; je pris rapidement la seringue qui était préparée et chauffée, de manière à ne pas modifier l'état du sang et empêcher la présence de l'air ; je la remplis exactement avec le sang contenu dans la tasse ; j'appliquai le piston de la seringue, que je poussai légèrement, pour m'assurer qu'il n'y avait pas d'air à l'extrémité de la canule ; j'introduisis le bout de la canule dans l'ouverture de la veine, sur laquelle je fis légèrement serrer le fil ; puis je poussai lentement et avec précaution dans la veine le sang qui était dans la seringue, Après avoir fait faire au piston un tiers du trajet qu'il devait parcourir pour que l'injection fût complète, une résistance subite s'opposa au mouvement en avant que j'imprimais au piston, ce qui me fit comprendre que le sang ne pénétrait plus, soit parce qu'il avait commencé à se coaguler, soit par une autre cause que je ne pus m'expliquer; je fus, en conséquence, obligé de suspendre mon opération.

Malgré ce peu de succès, je décidai que je tenterais une nouvelle injection, puisque la première, quoique très-incomplète, n'avait pas amené le moindre accident.

En un instant, la seringue remplie du sang d'une nouvelle saignée fut introduite dans l'ouverture de la veine. Dans cette seconde tentative, je pris la précaution d'envelopper la seringue de linges constamment imbibés d'eau chaude. Cette fois, je fus plus heureux : tout le sang que contenait la seringue fut poussé dans la veine, ou à peu de chose près.

J'évalue à 90 grammes le sang que j'avais introduit en deux injections.

L'introduction du sang ne fut suivie d'aucun accident, d'aucune douleur, d'aucune crise, d'aucune secousse.

J'ai constaté que, presque immédiatement après là transfusion, la respiration devint plus régulière, que la sensibilité fut plus apparente, que le pouls devint plus fort, que les dispositions à la syncope cessèrent subitement, que l'obscurcissement de la vue, qui avait été un des symptômes permanents, se dissipa rapidement. Après avoir pansé la petite plaie faite par l'introduction du sang, je m'occupai de consolider le mieux qui s'était si subitement manifesté.

Je recommençai les frictions et les applications de linges chauffés ; je fis prendre de nouveau du ratanhïa, du seigle ergoté, et à trois quarts d'heure du moment de l'opération, la circulation et la chaleur étaient rétablies et continuèrent de se développer. Deux heures après, la malade fut tellement bien qu'elle s'endormit quelques instants, et à ce sommeil succéda un mieux inespéré qui nous annonçait la fin de la crise terrible qui m'avait effrayé, ainsi que les sept ou huit personnes qui m'ont constamment assisté.

A partir de ce moment, la convalescence a été rapide ; le travail de sécrétion du lait s'est fait d'une manière régulière. Dix jours après, la malade a pu se lever une heure par jour ; vingt jours après elle était guérie complètement, et trente jours après elle avait repris ses occupations habituelles. Il n'y a pas eu la moindre trace de phlébite à la veine par laquelle le sang a été introduit ; cependant il a existé un petit gonflement inflammatoire aux environs de la plaie faite au pli du bras. et la cicatrisation n'a été complète que vers le vingt-cinquième jour[1].

Nota. — *Cette femme jouit encore aujourd'hui d'une bonne santé* (août 1869).

« Voilà simplement obtenu et simplement raconté, disent MM. Dechambre et Diday, un beau et légitime succès. Mais il y a plus que des éloges à donner à l'auteur pour la ferme et prudente décision dont il a fait preuve en cette circonstance. Sa conduite aura surtout le grand avantage d'inspirer aux praticiens une confiance dont ils manquaient. Dans l'opinion publique, la transfusion du sang. pour réussir, pour n'être pas dangereuse, nécessitait une dextérité toute spéciale, un appareil instrumental compliqué. des aides instruits et attentifs. Eh bien ! en la voyant exécutée heureusement à la campagne, par un médecin dont c'est là le premier titre à l'illustration, sans autres instruments que ceux de sa trousse, sans autres

---

[1] Gazette des hôpitaux, 1851 (18 mars), et Revue médicale. 1851.

auxiliaires que d'inexpérimentés villageois, les praticiens, nous n'en doutons pas, reprendront courage, et M. Marmonier aura mieux mérité de la science qu'il ne l'espérait peut-être lui-même, par l'exemple à la fois plein de hardiesse et de circonspection qu'il lui a été donné de fournir [1]. »

[1] Gazette médicale de Paris, 3 janvier 1851.

DEUXIÈME PARTIE

Indications et contre-indications de la transfusion.

CHAPITRE PREMIER

Nous sommes loin de ces temps où l'on prétendait tout guérir par la transfusion du sang: la folie, la phthisie, le cancer, les maladies cutanées, la paralysie, la fièvre, sans discernement aucun, sans principes physiologiques assurés ; où l'on espérait modifier le moral d'un individu emporté en lui injectant du sang d'agneau, rendre courageux un homme pusillanime en lui injectant du sang de lion, restituer à un vieillard toute la vigueur de son adolescence en lui injectant du sang pris à un jeune homme robuste. Heureusement la raison et l'expérience firent bientôt justice de ces espérances exagérées, produites d'ailleurs par l'enthousiasme qu'avait suscité la découverte de la transfusion.

Aussi ne devons-nous pas prendre en grande considération ces cas que les premiers transfuseurs nous ont laissés et qu'ils ont regardés comme des succès. Car on peut se demander si, dans ces conditions, ils ont réellement guéri le malade, et si le succès qu'ils disent avoir obtenu ne dépend pas de la marche naturelle de la maladie ou d'un traitement consécutif à la transfusion.

Avant de dire dans quels cas la science croit aujourd'hui la transfusion d'une utilité incontestable, et ceux dans lesquels cette opération, pour être pratiquée avec quelques chances de succès, a encore besoin d'être confirmée par des expériences, j'ai cru devoir présenter une statistique générale des observations publiées jusqu'à aujourd'hui.

J'ai réuni 192 observations de transfusion. Ce nombre est bien supérieur à celui qu'ont donné les publications même les plus récentes[1]. On les trouvera plus loin réunies dans des tableaux. Pour le moment, je me bornerai à indiquer d'une manière générale les cas dans lesquels la transfusion a été pratiquée jusqu'ici : nous verrons, dans un second chapitre, si l'on doit étendre davantage ou restreindre le nombre de ces indications.

La tranfusion du sang a été pratiquée ainsi qu'il suit :

	Avant l'accouchement.............	7 f.	2 insuc.
	Pendant......................	8	4
	Après........................	57	20
	A l'occasion d'un acc. prématuré....	1	»
94 fois dans le cas de métrorrhagies puerpérales.	A l'occasion d'avortem. — au 3e mois..	1	»
	au 4e mois..	3	»
	au 6e mois..	2	2
	au 7e mois..	5	2
	Au 3e mois de la grossesse..........	7	»
	Au 8e mois...................	3	3
		94	33

[1] Je saisis l'occasion de remercier M. Gasser, docteur de l'Université de Wurtzbourg ; M. le Dr Gordon, bibliothécaire-adjoint à la Faculté de médecine de Montpellier ; et M. Alengrin, aide-anatomiste en cette même Faculté : c'est grâce à leur concours bieveillant que j'ai pu puiser dans les ouvrages étrangers.

	Lésion de l'artère cubitale...........	1	»
	Hém. artérielle de cause inconnue..	1	1
	Rupture de varices chez des femmes enceintes........	2	»
	Hémorrh. de la veine hémorrhoïdale.	1	»
	Dans des cas de fractures..........	2	2
	Provenant d'une plaie par arme à feu.	1	1·
	A la suite de l'ablation d'une tumeur du cou................	1	1
24 fois dans le cas	— de la région maxillaire...	1	1
d'hémorrh.	— d'un épithélioma........	1	1
traumatiques.	A la suite d'une amputat. de cuisse.	3	1
	— de l'avant-bras.	1	»
	— d'une opérat. de phimosis.	1	»
	Dues à la présence d'un polype naso-pharyngien.	1	»
	— d'un polype fibreux utérin.	3	»
	Provenant d'une plaie............,...	1	»
	A la suite de l'extirpat. de la langue.	1	1
	Vomiss. de sang à la suite d'un effort.	1	»
	Rupture artér. consécut. à la suppur.	1	1
		24	10

	Dans le cas de manie, sans résultat..	1	»	
	Dans le cas de folie......	2	1 rés. nul.	
8 fois contre des	— de mélancolie avec terreur..	1	1	—
malad. nerv.	— d'érotomanie.............	1	1	—
	— d'épilepsie...............	2	1	—
	— d'éclampsie puerpérale.....	1	»	
		8	4	

	Anémie.............	4	2
	Anémie essentielle................	2	1
16 fois contre	Purpura hæmorrhagica...........	1	1
certaines maladies	Scorbut.......................	1	»
du sang.	Chlorose......................	3	1
	Leucocythémie...................	2	2
	Hémophilie..	3	2
		16	9

	Résultant d'une maladie grave (gangrène des intestins)....	1	1
	— de saignées répétées......	1	»
	— de vomissements........	2	1
	— de l'âge avancé..........	1	1
	— de séjour prolongé au lit..	1	»
19 fois	— de dysenterie, melæna....	1	1
contre l'épuisem.	— d'un allaitement prolongé.	1	»
	— de défaut d'alimentation..	1	1
	— de suppuration à la suite de blessur. par armes à feu.	5	5
	— de supp. à la suite d'opérat.	3	2
	— d'acc. et allait. successifs..	1	1
	— d'un traumatisme grave?.	1	1
		19	14

5 fois contre des malad. organiq.	Affections cancéreuses............	2	2
	— tuberculeuses..........	3	2
		5	4

3 fois contre	la pyohémie........................	3	2
6 —	l'asphyxie par la vapeur de charbon.......	6	5
4 —	l'asphyxie des nouveau-nés.............	4	3
4 —	le choléra..........................	4	4
2 —	l'hydrophobie.......................	2	2
1 —	fièvre lente.......................	1	»
2 —	fièvre puerpérale,...............	2	2
1 —	typhus..........................	1	1
1 —	lèpre..........................	1	»
8 —	diphthérite.......................	1	1
1 —	ulcérations laryngiennes syphilitiques......	1	1

Transfusions pratiquées..... 192 f. 91 insucc.

Sur 91 insuccès, il faut remarquer que :

1° Quelques-uns de ces insuccès sont indépendants de l'opération elle-même.

A. Soit parce qu'une maladie accidentelle est venue frapper le malade déjà en voie de guérison ; c'est ce qui est arrivé, par exemple, dans les cas inscrits sous les numéros suivants contenus dans les tableaux qui se trouvent à la fin de ce travail.

N⁰ˢ 41. Une phlébite utérine emporta la malade 7 jours après.

56. Une métro-péritonite emporta la malade 7 jours après.

67. La mort n'arriva que 10 jours après , à la suite d'un phlegmon *à la partie postérieure* du bras . sur laquelle on avait déjà senti une dureté, quinze jours avant l'opération.

96. La gangrène s'empara du moignon de l'amputé , et emporta le malade 3 jours après.

103. Une pneumonie à marche rapide, et qui fut constatée à l'autopsie, emmena le malade 5 jours après.

115. La mort n'eut lieu que deux jours après, et fut le résultat d'une pyohémie, constatée à l'autopsie, survenue à la suite de l'extirpation de la langue envahie par un cancroïde.

132. La gangrène avait déjà envahi les intestins quand l'opération fut tentée.

158. La malade était complètement rétablie, quand survint une affection catarrhale gastro-intestinale, qui emporta la malade 42 jours après.

173. La contraction spontanée de l'anneau ombilical empêcha le sang de pénétrer.

B. Soit parce que l'opération a été tentée trop tardivement, comme dans les observations portant les numéros suivants :

N⁰ˢ 28. L'agonie durait déjà depuis quelque temps, quand on songea à pratiquer la transfusion.

165, 166, 167, 168, 170, 171, 172. Cas dans lesquels il est possible d'admettre que le moment qui s'écoula depuis l'instant où l'asphyxie était complète jusqu'à celui où le médecin pratiqua la transfusion, datait d'assez loin pour croire que le retour à la vie était presque impossible.

2º Quelques-uns des cas considérés comme des insuccés sont, en définitive, des résultats favorables. En effet, comme la transfusion n'ēst généralement pratiquée que lorsque la mort est imminente, on doit regarder comme des succès les cas dans lesquels, l'économie étant épuisée par une maladie ancienne et ayant porté son empreinte sur tout le système, la transfusion a réussi à conserver la vie un certain temps, pendant lequel les centres vitaux auraient pu réagir, s'ils en avaient conservé la force. Telles sont les observations suivantes :

Nᵒˢ 120. (Hémophilie) ; la vie fut prolongée 4 mois.
    128. (Leucocythémie) ; la mort n'eut lieu que 2 mois après.
    162. (Tuberculose) ;   —   —   —
    163. (Tuberculose);   —   — | —
    148, 149, 150, 156. (Suppuration) ; | —
    151. (Suppuration); le malade survécut cinq semaines.

3º La mort n'a pas été le résultat de la transfusion dans tous les cas d'insuccès, puisqu'elle a donné parmi eux plusieurs résultats passagèrement favorables ; tels sont ceux que l'on trouve aux numéros suivants :

Nᵒˢ 71. La transfusion permit au médecin de terminer l'accouchement rapidement.
    89. Il y eut une amélioration notable ;
                la mort fut retardée de 8 jours.
    108.   —   —   de 3 heures.
    110.   —   —   de 10 —
    39.   —   —   de 1 heure.
    79.   —   —   de 2 heures.

121. La mort fut retardée de quelques heures.
123.   —   de 48   —
124.   de 5 jours.
125.   —   de 16   —
142.   —   de 15 heures.
145.   de 20   —
147.   —   de 12   —
166.   —   de 13   —
168.   —   de 8   —
185.   —   de 2 jours.

4° Plusieurs des insuccès sont dus à ce que, le malade étant revenu au sentiment à l'aide de la transfusion, il y a eu rechute ou retour des mêmes accidents ; ce que l'on peut remarquer aux numéros suivants :

(N⁰ˢ 72, 80, 92, 117, 177.)

5° On a eu à déplorer un résultat funeste presque toutes les fois qu'on a injecté à l'homme du sang provenant d'un animal :

(N⁰ˢ 116, 132, 133, 134, 141, 142, 143; 153, 161, 180 et 181.)

6° La même réflexion doit être faite pour les cas dans lesquels le sang injecté était mêlé à une substance saline :

(N⁰ˢ 71, 88, 89, 90).

7° On a attribué le résultat fatal de l'observation 152 à ce que le sang injecté avait été pris sur un homme malade (goutteux).

8° J'ajouterai enfin qu'aujourd'hui les insuccès seront moins fréquents, parce que l'expérience et la physiologie ont restreint le nombre des indications de la transfusion, et qu'on ne la pratiquera plus dans des cas où l'on sait qu'elle sera tentée inutilement :

(N⁰ˢ 185, 186, 182, 183, 181, 132, etc.)

Si l'on a suivi attentivement cette statistique, on a dû voir que le nombre des insuccès est moindre qu'on ne se l'imagine au premier abord, et qu'en raison des considérations précédentes, le résultat définitif des opérations de transfusion est de nature à encourager beaucoup les praticiens.

CHAPITRE II

1º *Métrorrhagies puerpérales.* — Il est peu d'accidents aussi terribles que ces hémorrhagies foudroyantes suspendues trop souvent, comme couronnement du rude travail de la maternité, sur la tête des malheureuses femmes. Malgré l'habileté des accoucheurs de notre époque, malgré les progrès brillants de l'obstétrique, il est des cas malheureusement trop fréquents où tous les moyens que l'expérience la plus consommée et le savoir le plus accompli dirigent contre ces hémorrhagies, sont impuissants à retenir la vie qui fuit à toute vitesse : prudence, attention, efforts, science, tout est vain. Ce souffle qui commence va être le dernier ; cette vie si intéressante va se voir cruellement sacrifiée à l'accomplissement de l'acte physiologique même pour lequel elle a été reçue ! C'est à cette heure solennelle, dit M. Giraud-Teulon, que vient s'offrir un moyen suprême : la transfusion d'un sang nouveau, secours héroïque, qui a droit aujourd'hui à réclamer sa place, son rang, sa formule dans le tableau des indications évidentes à remplir en cet instant délicat.

Je dirai plus loin à quelle phase de l'hémorrhagie la transfusion du sang doit être pratiquée. Pour le moment, je rappellerai seulement que ces pertes de sang peuvent se produire avant, pendant ou après l'accouchement, à l'occasion d'un avortement, d'une inertie de l'utérus, d'une insertion vicieuse du placenta, d'une déchirure profonde du col, du vagin, enfin d'une opération obstétricale.

Il n'est pas de praticien, il est peu d'élèves ayant fréquenté assidûment les hôpitaux, qui n'aient été témoins d'une de ces hémorrhagies rapides, inattendues, qui suffisent en quelques minutes pour compromettre la vie de la femme. « L'hémorrhagie[1] ! que ce mot rappelle à l'accoucheur de terreurs, d'angoisses ! Jamais drame n'a présenté de péripéties aussi saisissantes. L'action peut marcher d'abord avec lenteur et tenir l'homme de l'art dans une sécurité trompeuse ; puis la scène se déroule tout à coup avec une effrayante rapidité qui glace d'effroi les plus intrépides. Qui ne se rappellera toute sa vie les longues heures pleines d'anxiété passées seul au milieu de la nuit auprès de femmes dont, après Dieu, on devenait le seul arbitre ! L'inefficacité des moyens ordinaires, de la compression même de l'aorte, comme moyens propres à arrêter une hémorrhagie après l'accouchement, présage une mort inévitable. Quoi qu'on fasse, la transfusion seule peut laisser quelques chances de salut. Elle est là qui donne à l'accoucheur cette sécurité, cette confiance si nécessaire en pareils cas. Il sent qu'il est le maître de l'existence de la femme, et il puise dans cette confiance, qu'il communique aux autres, la force et le sang-froid dont il a tant

[1] Chailly-Honoré; Traité des accouchements, pag. 920 et suiv.

besoin. Il peut alors, avec ordre, méthode et célérité, mettre en usage le moyen qui seul peut sauver la malade. »

L'existence de cette femme, tout à l'heure encore pleine de vie, dépend d'une temporisation funeste ou d'une décision rapide. Seul, l'accoucheur ne prend conseil que de lui-même ; il dévore ses angoisses pour les dissimuler aux assistants et leur montrer un visage calme. Il est le point vers lequel se portent tous les regards, sur lequel se posent toutes les espérances ; il lit dans tous les yeux la terreur et l'effroi : devra-t-il attendre froidement ou se croiser les bras ? C'est dans ces cas surtout que la transfusion a été pratiquée le plus grand nombre de fois et qu'elle a compté le plus de succès : cette pensée sera pour l'accoucheur un encouragement et lui tracera la conduite à suivre ; c'est dans ces cas que la transfusion devrait devenir et deviendra, nous n'en doutons pas, un devoir, une règle générale de pratique.

On peut dire d'une manière générale que la transfusion réussit bien mieux sur une femme épuisée par une perte qui suit immédiatement l'accouchement, que sur celle qui l'éprouve quelques jours après. « Dans le premier cas, disent MM. Devay et Desgranges, la soustraction brusque du fluide sanguin arrive sans qu'aucun changement considérable se soit opéré dans l'organisme ; dans le second, des mouvements fluxionnaires se sont déjà établis sur les organes du bas-ventre. La meilleure condition est donc celle-ci : soustraction brusque et accidentelle du sang chez un sujet n'ayant point encore éprouvé de modifications morbides. Mais la transfusion trouve également son indication chez une accouchée réduite à un état d'anéantissement complet par suite d'une métrorrhagie arrivée le septième ou le huitième jour ; dans ce cas, il nous semble qu'avant de se préoccuper des résultats indirects que peut avoir la transfusion, il faut faire face à un péril imminent, qui est l'extinction vitale. Les dangers à venir peuvent être écartés par d'autres moyens; le danger présent ne peut l'être qu'à une condition, et il faut la remplir [1].»

2º *Hémorrhagies de nature traumatique.* — C'est encore contre les hémorrhagies de cette nature que la transfusion est formellement indiquée. Elle a été tentée contre les suites d'hémorrhagies produites par des blessures par armes à feu (observation 97), par des ruptures de varices (obs. 95 et 104), contre celles accompagnant les fractures (obs. 96 et 100), contre celles qui surviennent pendant (obs. 98) ou après une opération chirurgicale (obs. 99, 101, 105, 112 et 115), contre celles produites par la rupture spontanée d'un vaisseau à la suite d'un effort (obs. 113), enfin contre celles consécutives à une plaie (obs. 102). Elle doit encore être pratiquée dans les cas de blessures par armes blanches (couteau, fleuret, etc.), d'hémorrhagies *secondaires* consécutives à la ligature des artères, enfin contre celles accompagnant ces traumatismes dont sont si souvent victimes ces ouvriers imprévoyants qu'emploient aujourd'hui de nombreuses usines.

Ici encore, ai-je-dit, la transfusion est une opération rationnelle. « En effet, dit M. Moncocq [2], supposons un homme, sain d'ailleurs, qui par un accident quelconque

[1] Gazette des hôpitaux, 1852.
[2] Moncocq, thèse citée, pag. 59.

perd une quantité de sang considérable ; l'expérience démontre que, même dans ce cas, la mort n'est pas immédiate ; la vie existe encore, bien qu'elle ne se manifeste plus par aucun phénomène extérieur. Le cœur, vide de son stimulant essentiel, cesse de battre ; le cerveau, ne recevant plus de sang, ne peut plus dominer l'organisme ; le poumon, paralysé, arrête son mouvement alternatif ; c'est une syncope, ce n'est pas la mort, les expériences sur les animaux l'ont prouvé surabondamment. On comprend que, dans ce cas, rien ne peut remplacer le sang qui fait défaut. Tous les stimulants possibles, les sinapismes, l'électricité, le calorique sous toutes les formes, tout cela ne peut réussir. On le comprend de reste ; ce qu'il faut à ce cœur qui ne bat plus, c'est le sang qui vient de lui échapper ; et si l'on se hâte d'intervenir, de lui rendre son stimulant, il va réagir de nouveau, envoyer au cerveau une nouvelle ondée sanguine. Le cerveau va réagir à son tour sur les poumons, et toutes les fonctions vont se rétablir peu à peu.

3° *Hémorrhagies passives.*— Les réflexions qui viennent d'être faites, s'appliquent également aux suites des hémorrhagies passives, parmi lesquelles nous rangeons certaines formes d'épistaxis (obs. 132), d'entérorrhagies (obs. 145), qui ont des résultats foudroyants. L'extrême déperdition sanguine amène un état syncopal; si le praticien n'a pas l'espoir de ranimer la vie par les moyens ordinaires, pourquoi n'userait-il pas alors de la transfusion ?

4° *Hémorrhagies dépendant de la présence de certaines*

tumeurs. — Lorsque des tumeurs ne se rattachant pas à l'existence d'une de ces diathèses qui marquent l'économie de leur sceau indélébile, lorsque des tumeurs (de nature fibreuse, par exemple) n'ont avec l'organisme qu'une liaison locale, si je puis parler ainsi, et que sous l'influence de ces tumeurs des hémorrhagies se produisent, se répètent, et mettent les jours du malade en danger, on ne devra pas hésiter à pratiquer la transfusion (obs. 106, 107, 108, 109, 111 et 114).

Il est évident que si l'on eût enlevé à leur début ces tumeurs, cause de l'hémorrhagie, la perte de sang n'aurait pas eu lieu. Mais souvent, soit que le sujet ait trop attendu, soit qu'il ait refusé de se laisser opérer, il arrive un moment où l'ablation de ces tumeurs n'est qu'une indication secondaire, et où il faut avant tout remédier à l'hémorrhagie. Ce n'est que plus tard, lorsque l'organisme, sain d'ailleurs, aura pu réparer ses forces, que le chirurgien devra songer à opérer ces tumeurs[1].

5° *Hémorrhagies constitutionnelles*. — L'injection du sang convient dans les cas d'hémorrhagies se liant à un état particulier du sang: telles sont les hémorrhagies dépendant d'une diathèse hémophilique, arrivant spontanément (obs. 120), ou causées par des blessures accidentelles souvent insignifiantes, par des sangsues, ou par des épistaxis, ou encore par une opération (obs. 119), ou enfin reconnaissant pour cause l'existence d'une tumeur (obs. 124); telles sont encore les hémorrhagies dépendant

---

[1] Cette note a déjà été communiquée par moi, il y a quelque temps, à mon collègue et ami le Dr Baumelou, et a paru dans son excellente thèse : *Des hémorrhagies passives de l'utérus*.

de certaines altérations du sang, comme celles se produisant sous l'influence du purpura hæmorrhagica (obs. 118), du scorbut (obs. 129). Les observations 119, 129, montrent les avantages de la transfusion dans cette circonstance ; elles montrent aussi que, tout en assurant le salut des malades, dont la vie était grandement menacée par des hémorrhagies abondantes et répétées, elle peut amener une guérison radicale de la tendance hémorrhagique. La modification introduite dans la composition du sang hémorrhagique par le nouveau sang injecté, est certainement pour beaucoup dans cette guérison.

Je rappellerai à cette occasion que la transfusion réussit moins bien dans les cas d'anémie déterminée par des hémorrhagies répétées ou de longue durée, quoique faibles (comme il arrive souvent chez les hémophiles), que dans ceux où l'anémie est produite par une ou plusieurs pertes de sang considérables et arrivant à intervalles rapprochés. L'observation 120 ne peut que confirmer ces paroles.

J'ajouterai enfin que, dans ces cas, l'organisme mettra plus de temps à réparer ses forces, à refaire ce sang qu'il a perdu : une plus grande prudence et une surveillance mieux soutenue seront donc nécessaires.

6° *Hémorrhagies produites par l'ulcération de vaisseaux.* — Ces ulcérations arrivent sous l'influence d'un travail de suppuration (obs. 110).

Nous renvoyons au n° 7 de ce chapitre pour les appréciations relatives à cette condition particulière.

7° *Anémie.* — Lorsque l'anémie est venue d'elle-même. pour ainsi dire sans cause bien appréciable, il est rare que les ferrugineux, les toniques, l'exercice, le climat, n'enrayent pas la marche de cette affection. Aussi on conçoit qu'au lieu de songer tout d'abord à la transfusion, on devra recourir à un traitement approprié.

« Mais, dit Polli, lorsque dans les chloroses et les anémies par hématose imparfaite, le traitement avec le fer, le manganèse, les toniques, n'a pas réussi, dans ces cas l'injection d'un bon sang dans l'arbre circulatoire peut être envisagée comme une inoculation de germes sanguins nouveaux, très-utiles à fournir une reproduction plus physiologique. Avec quelques gouttes de sang nous introduisons des milliers de globules qui, à leur tour, en reproduisent d'autres de bonne source au milieu de ceux qui, faibles et impuissants, sont la cause de la condition morbide, et qui finissent par disparaître peu à peu et faire place à la génération nouvelle et plus forte, introduite au moyen de l'injection méthodique et répétée. Les fonctions importantes d'excitation et de nutrition des solides appartenant à ces petits corps organisés en circulation avec le sang, expliquent comment la transfusion d'un bon sang peut restaurer un organisme défectueux [1]. »

C'est en s'appuyant sur cette théorie que M. Polli conseille la transfusion dans *le rachitisme, la scrofule*.

L'anémie reconnaît des causes multiples. Nous avons parlé de celle qui est consécutive aux hémorrhagies ; nous allons passer en revue celle qui est consécutive à une maladie grave ou celle qui a accompagné une maladie chronique, celle qui survient à la suite de suppuration consécutive à une opération ou à une blessure, enfin l'anémie essentielle.

---

[1] **Gazette des hôpitaux**, 1854. pag. 6.

a. Si après une fièvre typhoïde , dit M. Béhier , le sujet convalescent ne se rétablit pas malgré l'administration des toniques, s'il y a hydroémie, si le sang ne se reconstitue pas et que les globules et la fibrine ne soient pas en proportion voulue pour stimuler convenablement l'organisme, on devrait alors enlever au malade une petite quantité de ce sang séreux égale à celle que l'on se propose de transfuser, de façon à ne pas remplir outre mesure le système circulatoire et à n'agir que par la qualité de sang plus apte à lutter contre la débilité générale. On pourrait ainsi espérer ranimer le système nerveux et par lui les systèmes digestif et absorbant, rendre au sang ses qualités voulues pour continuer le mouvement vital. Cette indication existerait dans un cas de mort imminente.»

Mais quand on songe que la transfusion, comme nous le verrons dans la troisième partie de ce travail, provoque des effets secondaires assez intenses, ne peut-on pas se demander si de pareils phénomènes, déterminés chez un sujet dont l'organisme est profondément détérioré par une maladie chronique, n'engendreraient pas de la part des solides une réaction mortelle?

b. On a vu que la transfusion a été pratiquée un certain nombre de fois sur des malades épuisés par une longue suppuration (obs. 110, 148, 149, 150, 151, 152, 153, 155, 156). La vie a pu être prolongée un temps plus ou moins long, mais bien rarement la santé a pu être rétablie d'une manière définitive.

Sans donte il est du devoir du médecin d'avoir recours, dans les cas désespérés, à tous les moyens qui semblent offrir quelques chances de réussite ; mais dans ces cas particuliers où l'anémie est produite par un foyer suppurant qu'il n'a pas été possible de tarir, nous ne voyons pas les avantages qui peuvent résulter de la transfusion. Il faudrait renouveler toute la masse du sang pour que ce liquide pût exercer sur la plaie une influence favorable. Quelques onces d'un sang de bonne qualité pourront un instant relever les forces, mais l'effet ne sera pas durable, parce que la cause de l'anémie et de la chute des forces existe toujours.

Ces réflexions s'appliquent également aux cas dans lesquels un vaisseau, situé au milieu d'un foyer suppurant, s'ulcère et se déchire. Bien plus, il y a ici, outre l'anémie causée par une longue suppuration, une déperdition du sang dont le malade a tant besoin. On comprend toute la gravité d'une pareille situation, et l'on ne sera pas étonné de l'insuccès obtenu dans ces cas (obs. 110).

Maintenant, quand on envisage les insuccès qu'on a obtenus dans plusieurs cas de transfusion pratiquée contre l'anémie consécutive à des blessures, peut-on affirmer que si cette opération n'a pas réussi. c'est parce qu'elle ne trouvait pas là son indication? et ne doit-on donc rien redouter de l'influence exercée par une cause traumatique sur le système nerveux de certains sujets? de l'excitation nerveuse qui se remarque si souvent et dont les effets se font si cruellement sentir chez les individus présentant des plaies par armes à feu?

c. MM. Richet (10 août 1868) et de Cristoforis (12 septembre 1868) ont pratiqué la transfusion pour combattre l'anémie essentielle. Le premier l'a tentée inutilement sur un malade du service de M. Béhier (obs. 130); le second, à Milan, avec un succès complet (obs. 131). Je crois que la transfusion trouve ici encore son application, mais qu'il ne faut pas attendre le dernier moment, comme l'a fait M. Richet. « Car, dit M. Révillout, si le sang oxygéné porte en lui-même ses qualités de stimulus, il faut encore, pour qu'il agisse sur les tissus, que ces derniers soient stimulables. C'est le cas pour la tête de chien que Brown-Séquard a séparée du tronc en pleine vigueur, et qu'il a ramenée momentanément à la vie par des injections de sang.

» Mais un organisme qui a perdu progressivement la faculté de se faire du sang, peut avoir en même temps perdu celle d'être animé par le sang qu'on lui prète. Alors les globules rouges, n'étant pas renouvelés, disparaissent vite dans les vaisseaux, comme ils le feraient partout ailleurs; les globules blancs résistent davantage [1]. »

8° *Avant les grandes opérations.*— Quand, par exemple, une amputation est nécessaire, qu'elle doit être pratiquée le plus tôt possible et que le malade a déjà perdu beaucoup de sang, on pourra recourir à la transfusion avant de pratiquer l'opération ; car la perte de sang qui aurait lieu, quoi qu'on fasse, durant l'amputation, pourrait amener la mort du sujet avant la fin de l'opération, ainsi qu'on l'a vu quelquefois.

On a déjà pratiqué la transfusion dans ces conditions (obs. 96, 103, 107). Dans l'observation 96, c'est un homme atteint d'une fracture comminutive de la jambe, et qui devait subir l'amputation ; mais il était tellement affaibli par l'hémorrhagie, qu'on craignait qu'il ne mourût pendant l'opération. On lui injecta huit onces de sang : l'opération fut très-bien supportée. Le lendemain, le ma-

---

[1] Gazette des hôpitaux, 1868, pag. 373.

lade allait mieux ; mais la mort survint le troisième jour, causée par une gangrène du moignon, accident tout à fait indépendant de la transfusion. Dans l'observation 107, c'est un charpentier qui devait également subir l'amputation du bras ; mais il avait tellement perdu de sang que le Dr Higginson jugea à propos de lui transfuser 360 gram. de sang avant de pratiquer l'opération, qui fut faite le lendemain et réussit parfaitement.

9° *Lipothymies*. — Dans certains cas de lipothymies graves par action nerveuse, qui finissent quelquefois par la mort, comme à l'occasion d'une nouvelle inattendue, de la vue d'une personne dont l'aspect produit un saisissement général, de certains états hystériques, etc., M. Rognetta pense que le cœur se trouvant en quelque sorte paralysé, la transfusion pourrait être pratiquée comme un moyen extrême avec quelque chance de réussite, à titre de stimulation intérieure[1].

10° *Morts apparentes*. — M. Bourgeois, dans un mémoire sur les morts apparentes, ne manque pas de recommander la transfusion comme moyen propice à rappeler la vie dans des cas déséspérés, surtout lorsqu'on est appelé auprès d'une femme en travail d'enfantement qui présente tous les symptômes de la mort à la suite d'hémorrhagie utérine. Il dit que si beaucoup de ces hémorrhagies ont été mortelles, c'est qu'ayant jugé définitive la syncope dans laquelle elles avaient jeté les malades, on a négligé tous les secours[2].

---

[1] Bulletin de thérapeutique, 1836, tom. X, pag. 122.
[2] Archives de médecine, 1828, pag. 470.

11° *Agonie.* — A l'aide de la transfusion, il est possible, d'après Brown-Séquard, de rappeler temporairement à la vie des individus agonisants.

Ici la transfusion serait employée, non avec la folle idée des premiers transfuseurs qui croyaient pouvoir guérir toutes les affections en substituant du sang frais au sang malade, mais dans l'espoir de voir se réveiller pour quelques instants un organisme à peine vivant et nécessairement condamné à une mort prochaine.

Brown-Séquard a obtenu ce résultat sur des animaux par plusieurs moyens réunis : « 1° par la substitution partielle du sang normal à du sang altéré par une maladie inflammatoire et par *l'asphyxie qui existe dans l'agonie* ; 2° en injectant alternativement vers la tête et vers le cœur, afin d'agir sur l'encéphale dans le but d'établir la respiration, et sur les fibres musculaires du cœur pour augmenter leur irritabilité ; 3° par l'insufflation pulmonaire ; 4° par le dégorgement du cœur droit en pratiquant la saignée de la jugulaire. » Le succès de ces diverses opérations est d'autant plus probable que, pour les pratiquer, on n'attendrait pas, ainsi que Brown-Séquard l'a fait sur les animaux, que l'agonie ait fait des progrès considérables, et qu'on les pratiquerait même avant qu'elle se soit manifestée par des convulsions.

« Il est évident que, dans l'immense majorité des cas, il serait inutile, sinon cruel, d'arracher à la mort, pour un temps nécessairement trop court, un individu que des lésions matérielles irréparables condamnent à mourir. Mais il peut se présenter des cas dans lesquels il importerait que l'intelligence, la parole, les sens et les mouvements volontaires fussent rendus à un agonisant. Or, les expé- .

riences de Brown-Séquard (*Journal de physiologie*, 1858, pag, 666), en montrant que toutes les fonctions de la vie animale peuvent être rétablies pour quelques heures sur des animaux chez lesquels l'agonie a déjà presque complètement fait place à la mort, rendent extrêmement probable que les facultés intellectuelles, les sens, la parole, etc. pourraient être rétablis pour quelques heures, chez des malades qui viennent de perdre ces facultés et chez lesquels l'agonie commence[1]. »

C'est « dans l'asphyxie par suite de coups sur la tête , ou à la suite d'une maladie inflammatoire, dans certains empoisonnements, au moment de l'agonie », que Brown-Séquard recommande l'emploi des moyens que nous avons énumérés plus haut.

La transfusion peut donc devenir, dans certains cas, une arme entre les mains de la Justice, pour protéger la morale, sauvegarder l'honneur et l'intérêt des familles, et faire respecter les lois qui régissent la société tout entière. Un crime est commis , le meurtrier a pu s'échapper sans être reconnu; la victime agonisante peut, grâce à la transfusion, retrouver la parole ou du moins ses sens, et désigner celui qui l'a frappée.

Et qu'on ne s'imagine pas que nous veuillons faire de la transfusion une panacée universelle. Chacun sait quels intérêts puissants sont souvent rattachés à la prolongation de la vie d'un individu, celui-ci ne survivrait-il que quelques minutes. Il suffit quelquefois d'une seule parole prononcée au lit de mort, pour sauver un innocent, restituer à une famille l'honneur ou une fortune, léguer un nom à un enfant, etc., etc.

[1] Journal de physiologie de Brown-Séquard, 1858, pag. 669 et suiv.

12° *Asphyxie.*— Dans le numéro précédent, nous avons déjà parlé de certaines asphyxies; il nous reste à traiter de l'asphyxie produite par certains gaz, et de l'asphyxie des nouveau-nés.

a. C'est en se basant sur le résultat favorable des expériences de Kühne, qu'on a tenté de pratiquer la transfusion sur l'homme empoisonné par l'acide carbonique (obs. 164, 165, 166, 167, 168, 169). Le succès obtenu par M. Martin, en 1866, ne peut qu'encourager ceux qui voudraient entrer dans cette voie. Si la transfusion a échoué la plupart du temps dans ces cas, ne peut-on pas se demander si ce ne serait pas parce qu'on a toujours injecté du sang défibriné?

Certains gaz, l'oxyde de carbone, l'acide carbonique, rendent le sang incapable de remplir ses fonctions respiratoires, en se substituant à l'oxygène des globules rouges. C'est un véritable empoisonnement du sang.

Eulembourg et Landois recommandent dans ces cas la transfusion *combinée*, c'est-à-dire la transfusion simple, mais répétée à plusieurs reprises, combinée avec la déplétion aussi parfaite que possible du sang empoisonné. C'est une véritable substitution du sang (selon Panum). Nous croyons qu'après plusieurs déplétions et plusieurs transfusions, la résorption du poison sera évidemment facilitée, et que son action toxique sera assez annihilée pour ne plus donner lieu à des symptômes imminents. Du reste, dans les expériences qu'Eulembourg et Landois ont faites avec l'oxyde de carbone, « la transfusion combinée s'est montrée comme le remède le plus sûr et le plus efficace, même dans les cas graves où il y avait asphyxie et paralysie absolue, cas entièrement rebelles au traitement

soit par des saignées seules, soit par la respiration artificielle la plus énergique (faradisation des nerfs phréniques,
insufflation dans la trachée ouverte [1]). »

L'asphyxie peut être produite par d'autres gaz ; tels
sont le gaz d'éclairage, l'acide sulfureux, l'acide sulfhydrique, le chloroforme, etc.

Est-il encore nécessaire de faire remarquer ici quels
services la transfusion peut rendre dans les pays vinicoles,
où si souvent meurent asphyxiés ceux qui pressent le raisin dans les cuves ? Ne peut-elle pas être utile aussi chez
ces ouvriers de nuit chargés de vider certains égouts ?

b. On a pratiqué un petit nombre de fois la transfusion
pour combattre l'asphyxie des nouveau-nés (obs. 170,
171, 172, 173). On a obtenu un résultat favorable, et
sur les trois cas qui restent, deux fois on a tenté la transfusion sur un nouveau-né asphyxié et retiré du sein de
la mère à la suite de l'opération césarienne *post mortem.*
Sans doute ces tentatives sont louables, mais doit-on laisser
attribuer sans conteste ces insuccès à la transfusion elle-
même ? et ne peut-on pas craindre que, dans ces deux
cas, la transfusion n'ait été pratiquée plutôt sur un cadavre que sur un agonisant ?

Quoi qu'il en soit, c'est une ressource que l'accoucheur
pourra utiliser.

13° *Empoisonnements.* — Ce n'est pas seulement par
des gaz que l'homme peut être empoisonné, mais par certaines substances. Dans ces cas, les essais ont été tentés
sur les animaux seulement.

[1] Archives de médecine, 1865, pag. 748 et suiv.

a. MM. Eulembourg et Landois ont pratiqué la transfusion sur des animaux auxquels ils avaient administré des substances toxiques exerçant une influence délétère sur les centres nerveux, par l'entremise du sang.

Dans les expériences faites avec l'opium, ils ont vérifié par l'injection de la teinture dans les veines :

«1° Qu'en employant des doses au-dessous de celles qui sont absolument délétères, on peut, à l'aide de la substitution du sang, diminuer la durée aussi bien que la gravité des symptômes toxiques.

»2° Qu'en soumettant les animaux à des doses délétères, on peut également sauver la vie et conserver l'intégrité de toutes les fonctions, en pratiquant assez promptement la transfusion combinée [1].»

Ces observations, quoique fondées sur une seule substance (l'opium), permettent pourtant d'attendre les mêmes succès à l'égard d'autres narcotiques, et même de tous les poisons agissant sur les organes nerveux d'une manière analogue.

b. M. Eulembourg, dans une Étude sur les antidotes du phosphore, fait part à la Société de médecine de Berlin de ses expériences sur la transfusion dans l'empoisonnement par le phosphore. «Chez les animaux empoisonnés à l'aide de masses considérables de phosphore, la transfusion n'a pu arrêter la marche fatale, mais a du moins semblé la retarder. On a pu cependant conserver à la vie des animaux qui n'avaient absorbé qu'une faible quantité de phosphore à la fois, et ceux qui succombaient dans

[1] Archives générales de médecine, 1865, pag. 749.

ces conditions présentaient des ulcérations relativement peu avancées [1].»

Le phosphore pénètre dans les tissus sous forme de vapeur ; mêlé au sang, il se comporte comme un agent toxique, et n'est brûlé qu'incomplètement dans les poumons. C'est ce qui explique la dégénérescence graisseuse du foie, que la transfusion ne saurait enrayer.

c. Nous ajouterons que la transfusion, pour les mêmes raisons, trouverait son indication dans un empoisonnement par un venin ou par un virus quelconque. Quoique les essais tentés contre l'*hydrophobie* n'aient pas réussi jusqu'ici (il est vrai qu'ils ne sont qu'au nombre de deux), il ne faudrait peut-être pas y renoncer complètement. Il est inutile de répéter qu'ici encore on devrait combiner la transfusion avec des déplétions successives. Toute la difficulté consisterait à savoir à quelle période de l'empoisonnement il serait opportun d'agir.

13° *Choléra.*—On avait abandonné la transfusion comme moyen de traitement du choléra, en raison des résultats peu favorables qu'on avait obtenus, mais on y revient aujourd'hui.

Le Dr Willis (de Montmouth) conseille dans le traitement du choléra trois moyens principaux : 1° injections hypodermiques de morphine ; 2° injections d'eau chaude dans les veines ; 3° transfusion du sang d'une personne saine.

«On comprend toute l'importance de ce dernier moyen, puisque le choléra, dans un sens étendu, pourrait se

---

[1] Archives de médecine, mars 1868, pag. 378.

définir : une hémorrhagie de la partie séreuse du sang.
Du reste, les recherches du Dr Richardson et sa découverte de l'ammoniaque comme cause de la fluidité du sang, montrent la nécessité de lui restituer cet agent dans une maladie où ce liquide est si étrangement altéré [1]. »

Nous croyons qu'il est difficile de se prononcer, et qu'il vaut mieux attendre que des recherches ultérieures aient donné quelque chose de plus positif.

14° *Maladies nerveuses.*—— M. Polli, dont tout le monde connaît les importants travaux sur le sang, conseille la transfusion dans les cas de névroses simples, c'est-à-dire celles qui ne sont pas entretenues par des altérations organiques évidentes de l'appareil sensorial et des viscères, entre autres plusieurs éclampsies, épilepsies et aliénations mentales. Il n'est pas le premier à proposer ce moyen ; les premiers transfuseurs l'avaient déjà fait, et après lui Schneider et Hufeland. D'après M. Polli, cette indication est appuyée sur ce fait que les conditions du sang modifient plus ou moins profondément et rapidement le mode de fonctionner des nerfs.

Si les épilepsies, les éclampsies et les aliénations existent chez des sujets chlorotiques et anémiques, l'indication de la transfusion est encore plus prononcée.

Sur huit observations que j'ai pu recueillir, on ne compte pas un seul cas funeste. Il y a deux cas de guérison, cinq cas où le résultat fut nul, et un sixième cas dans lequel il fut impossible au médecin de surveiller quelque temps le sujet.

---

[1] Gazette des hôpitaux, 1865, pag, 586.

Suivant toute probabilité, la transfusion a imprimé un coup de fouet salutaire à la maladie; mais en tout cas elle n'a produit aucune espèce d'inconvénient. Et puis, ne pourrait-on pas se demander si les succès n'eussent pas été plus nombreux si les opérateurs n'avaient pas injecté, soit du sang d'animaux, soit du sang humain défibriné?

Il est bien entendu qu'ici encore, avant de pratiquer l'injection, on devra avoir soin de soustraire au malade une certaine quantité de sang.

Aux observations 133, 134, 135, 136, 137, 138, 139 et 140, j'ajouterai celle portant le n° 54, et dans laquelle une attaque d'épilepsie s'était déclarée pendant le cours d'un accouchement. Le professeur Brown eut recours à la transfusion, qui mit immédiatement fin à l'accès.

M. de Belina propose d'essayer la transfusion contre le tétanos[1].

M. Mignonnac la conseille également dans le cas de vomissements incoërcibles que rien n'a pu arrêter, et qui mettent les jours de la femme en danger imminent[2].

15° *Inanition*. — On a pratiqué la transfusion deux fois dans ces conditions, soit que le sujet ne pût prendre aucun aliment (obs. 144), soit qu'il ne le voulût pas (obs. 147). Dans le premier cas, le malade guérit, et la vie sembla renaître à l'instant; dans le second, il y eut une amélioration passagère.

MM. Eulembourg et Landois, ayant privé un chien de tout aliment, ont constaté que la transfusion du sang d'un

---

[1] *Op. cit.*, pag. 146.

[2] Mignonnac; Des vomiss. incoërcibles. (Thèse de Montp., 1866, n° 6.)

animal de la même espèce, pratiquée dans l'inanition, prolonge la vie et compense pour un certain temps le manque de nourriture et les pertes de substance organique usée pendant cette période. Jusqu'à présent, ils ont réussi à conserver vingt-quatre jours un chien privé de nourriture, en répétant depuis le sixième jour, par intervalles réguliers toutes les quarante-huit heures, l'injection du sang dans une veine jugulaire ou crurale. « Le corps de ce chien a perdu en poids 39 pour 100 ; mais la diminution a été relativement beaucoup plus grande avant la première transfusion qu'après l'établissement du procédé dont nous venons de parler [1]. »

16° *Maladies organiques.* — « Une affection organique, dit M. Desgranges, compliquerait singulièrement les chances de la transfusion. Il en serait de même d'une inflammation étendue des viscères ou des membres qui aurait débuté avant l'accident hémorrhagique contre lequel le médecin penserait devoir pratiquer l'injection du sang. Dans ce cas, la transfusion ne fait qu'accroître le stimulus ; le bénéfice ne serait que temporaire [2]. »

Le langage de cet habile praticien ne nous semble pas encore assez absolu, quand il s'agit de maladies organiques. Pour nous, nous ne conseillerons jamais de pratiquer la transfusion contre l'émaciation ou les hémorrhagies qui se produisent sous l'influence d'une maladie diathésique, cancer, phthisie, etc., contre l'hémoptysie survenant chez un sujet tuberculeux, la métrorrhagie se montrant chez

[1] Archives générales de médecine, vi^e série, tom. VI, 1865, pag. 749.
[2] Gazette médicale de Paris, 1852, pag. 21 et suiv.

une femme porteur d'une tumeur organique utérine, etc.

Dans ces conditions, la transfusion, en supposant qu'elle n'exerce aucune influence défavorable, ne produirait du moins aucun résultat thérapeutique, car le sang n'est qu'un stimulant passager ; il n'est pas régénérateur, quoi qu'en dise M. Polli, qui pense que l'injection du sang dans les veines d'individus cachectiques peut donner lieu à une régénération normale des tissus[1].

Les récents essais de M. Neudörfer (obs. 162, 163) confirment les réflexions que nous venons de faire. En effet, tout le monde sait que l'hémoptysie ne survient chez un phthisique qu'à une période avancée de la tuberculisation pulmonaire, contre laquelle la thérapeutique est restée jusqu'ici le plus souvent impuissante ; que les hémorrhagies reconnaissant pour cause l'existence d'une tumeur cancéreuse, par exemple, ne se produisent généralement qu'à une période extrême du travail morbide dont ces tumeurs sont le siége ; que du reste ces tumeurs, une fois enlevées, sont souvent très-promptes à se reproduire.

Il serait donc inutile de soumettre le sujet malade à l'opération de la transfusion qui, quoique peu dangereuse par elle-même, peut cependant, à un moment donné, être entravée par des circonstances indépendantes de l'habileté de l'homme de l'art.

Néanmoins il est des circonstances où la transfusion peut être indiquée chez un sujet diathésique. C'est lorsque survient chez lui une hémorrhagie grave, indépendante de la diathèse, à une époque où, par exemple, la tumeur organique dont il serait porteur n'existerait pas depuis

---

[1] Archives de médecine, tom. XXX, 4e série, pag. 347.

longtemps, siégerait dans une région où elle pourrait être supportée le plus longtemps possible, chez laquelle enfin rien ne ferait présager une marche rapide et envahissante. Ou bien la transfusion pourrait encore se pratiquer lorsque, une hémorrhagie se produisant par suite des progrès extrêmes de la tumeur, il serait d'une importance excessive de prolonger quelque temps la vie du sujet, si celui-ci se trouvait placé dans une des conditions dont nous avons parlé plus haut, à propos des malades *à l'agonie*.

17° Enfin, il me reste à énumérer simplement les quelques cas dans lesquels la transfusion a encore été conseillée :

« Dans les cas d'épuisement et de dépérissement dus à un défaut ou à une suspension de la nutrition, par suite d'une lésion intestinale ou d'une langueur générale dans l'innervation » (Polli) ;

Dans tous les cas où les organes digestifs ne fonctionnent pas, notamment dans le rétrécissement de l'œsophage (Belina) ;

Dans les cas de diabète (Mosler) ;

Dans les cas de septicémie aiguë (professeur Lücke), mais jusqu'ici la transfusion pratiquée sur des individus atteints de pyohémie n'a donné qu'un résultat favorable ;

« Dans les cas d'intoxication urémique, lorsque cette urémie n'est que passagère, comme dans les cas d'éclampsie» (Belina).

Je ne multiplierai pas davantage les citations des cas d'épuisement, de quelque cause que ce soit, dans lesquels on a tenté ou conseillé la transfusion.

Je crois qu'il faut restreindre beaucoup le nombre de ces indications : il est impossible de les préciser, car chaque médecin devra agir selon les circonstances particulières dans lesquelles il se trouvera placé ; il se guidera d'après les opérations qui ont déjà été pratiquées, d'après les expériences qui ont été faites, et il s'en rapportera surtout à son jugement propre et à son discernement. Nous lui recommmandons seulement la prudence dans le choix des indications ; car, au lieu d'être favorable à la cause de la transfusion, qui a droit à toute son attention, il pourrait peut-être lui être préjudiciable.

TROISIÈME PARTIE

Considérations Physiologiques.

I.

PEUT-ON INJECTER INDIFFÉREMMENT, DANS LES VAISSEAUX D'UN INDIVIDU, DU SANG PROVENANT D'UN INDIVIDU DE LA MÊME ESPÈCE OU D'UNE ESPÈCE DIFFÉRENTE?

La transfusion du sang, chez un individu de l'espèce humaine, doit être faite avec du sang pris à un individu appartenant à cette même espèce.

Cette proposition est d'une importance capitale, et exige d'être mise scrupuleusement à exécution. On est arrivé à la formuler d'après les résultats obtenus par l'expérimentation.

1° *Transfusion du sang d'un animal à un animal d'une classe différente.*— Les exemples d'insuccès deviennent plus marqués, et la mort est plus rapide à mesure que la différence entre les animaux sur lesquels on opère devient plus grande.

Ainsi, tandis que le sang de veau ou de mouton transfusé à des chats ou à des lapins rendus exsangues, n'a réveillé chez eux la vie que temporairement[1], au contraire en injectant à des oiseaux du sang veineux de mammifères, Prévost et Dumas, Dieffenbach ont vu la mort survenir très-promptement, au milieu de mouvements convulsifs[2].

D'après Bischoff, Brown-Séquard, le sang artériel ou le sang veineux défibriné de mammifère ne tue pas aussitôt, mais il reste impropre à revivifier l'animal exsangue : le sang veineux, disent-ils, tue parce qu'il est chargé d'acide carbonique ; le sang veineux défibriné par le battage serait oxygéné à l'air par cette opération et se rapprocherait du sang artériel. Dans un mémoire publié en 1857, Brown-Séquard dit que le sang d'un animal vertébré d'une espèce n'est pas un poison pour les autres vertébrés, même d'espèces très-éloignées.

MM. Prévost et Dumas ont attribué l'insuccès de ces expériences à la forme et au volume des globules contenus dans le sang injecté. « Si l'on prend, ont-ils dit, du sang qu'on injecte dans les vaisseaux d'un animal d'une espèce différente, l'animal n'est qu'imparfaitement relevé, et l'on peut rarement le conserver plus de six jours. L'oiseau auquel on injecte du sang à globules circulaires, succombe. Il en est de même du canard auquel on injecte du sang de mouton. »

M. Oré prétend à son tour qu'on peut injecter du sang naturel d'un animal à un animal d'une espèce différente. en pratiquant la transfusion *immédiate*. C'est ainsi qu'il a

---

[1] Prévost et Dumas ; Biblioth. univers. de Genève, tom. XVII, pag. 306.
[2] Bischoff; *Muller's Archiv.*, 1835, pag. 347, et 1858, pag. 351.

injecté avec succès du sang d'un chien à un canard. Mais
M. Oré veut que le sang injecté arrive dans les veines de
l'animal malade tel qu'il circule dans les veines du premier,
c'est-à-dire sans avoir subi aucun commencement de
coagulation.

2° *Transfusion du sang d'un animal dans les vaisseaux
d'un animal d'une espèce différente, mais appartenant au
même groupe naturel.*—Milne-Edwards et Delafond injectèrent dans les veines d'un âne rendu exsangue, du sang
pris sur un cheval, et l'âne se rétablit complètement[1].

3° *Transfusion du sang de l'homme dans les vaisseaux
d'un animal, et réciproquement.*— Denis, Richard Lower,
Edmond King et plusieurs autres ont injecté à l'homme
du sang d'animal, ordinairement celui provenant d'un
agneau, d'un mouton, d'un veau, d'un bouc. Les succès
qu'ils ont obtenus ne doivent pas être pris en grande considération ; car, comme l'opération a été faite rarement
dans le but de parer aux suites d'une hémorrhagie, il faut
penser qu'il restait dans les vaisseaux de l'individu une
certaine quantité de sang.

Dieffenbach injecta avec succès du sang humain à un
chat.

4° *Transfusion du sang d'un animal à un animal de
même espèce.*— Les expériences de Blundell, qui injecta
avec succès à des chiens rendus exsangues, du sang pris
sur d'autres chiens, prouvent que cette manière d'opérer
réussit généralement.

[1] Leçons sur la physiol. et l'anat. comp., 1857, tom. I, pag. 326.

Lower injecta également dans les veines d'un petit chien du sang pris sur d'autres chiens, sans que le premier succombât. Bichat [1] et Harwood [2], pour ne pas en citer davantage, obtinrent les mêmes résultats.

5° *Transfusion du sang de l'homme à l'homme.*— Cette opération peut ramener à la vie un homme épuisé par une hémorrhagie abondante. Il est inutile de citer de nouveau les faits qui viennent à l'appui de cette proposition. Quelle autre chose pouvait, plus que les chiffres accusés par notre statistique, plaider en faveur de la transfusion pratiquée d'homme à homme ?

En comparant un certain nombre d'expériences dans lesquelles on a pratiqué la transfusion de l'animal à l'homme, et réciproquement, ou d'un animal à un animal d'espèce différente, en les comparant, dis-je, avec un nombre égal d'opérations de transfusion pratiquée d'homme à homme, on est frappé de la différence énorme qui existe en faveur de cette dernière méthode d'opérer.

On peut donc dire que, de même que le sang d'un animal doit être injecté dans les vaisseaux d'un animal de la même espéce, de même aussi on ne doit injecter à l'homme que du sang humain.

« A défaut même de ce que nous savons, dit M. Desgranges, de la plasticité du sang qui diffère de l'homme aux animaux, de la forme et du volume des globules qui ne sont pas les mêmes dans toute l'échelle animale, le bon sens suffirait. »

[1] Recherches physiologiques sur la vie et la mort, 1813, pag. 167.
[2] *Philos. Transact.*, tom. I.

II.

POURQUOI CHOISIT-ON LE SANG VEINEUX PLUTÔT QUE LE SANG ARTÉRIEL ?

Les premiers transfuseurs injectaient du sang artériel d'un animal dans les vaisseaux de l'homme. Mais depuis qu'on sait que le sang humain est seul capable de rappeler la vie chez un homme épuisé par l'hémorrhagie, on n'injecte plus que du sang veineux.

Depuis l'immortel Bichat, on sait que le sang artériel est seul propre à entretenir la vie : pourquoi donc injecter du sang veineux? C'est que ce dernier n'agit pas, au début de l'injection, comme sang réparateur; en d'autres termes, il n'agit comme sang veineux que durant les premiers instants de l'opération, car ce n'est qu'après avoir traversé les poumons qu'il est propre à raminer la vie prête à s'éteindre. Poussé dans le cœur, il excite d'abord cet organe, qui se contracte et le chasse dans les poumons, où, sous l'influence de l'air, il devient sang artériel.

Si l'action du sang artériel est nourrissante, celle du sang veineux est excitante. «Le sang rouge, dit Brown-Séquard, donne aux tissus la faculté d'agir, la puissance ; le sang noir engendre l'action, met en œuvre cette puissance. Les effets stimulants de ce dernier seraient dus à l'acide carbonique qu'il contient [1].» C'est sous l'influence de cet acide que les fibres musculaires du cœur entrent en contraction.

[1] Union médicale, 1858, pag. 3.

Évidemment l'injection du sang artériel dans les veines d'un individu peut également produire des résultats favorables (voy. les Tableaux); mais des considérations d'un autre ordre ont empêché de le choisir. D'abord, quel serait le sujet qui s'offrirait de bonne grâce aux dangers de l'artériotomie? Quel est le médecin qui voudrait prendre sous sa responsabilité les conséquences d'une pareille opération ? Et puis, pour ne parler que des dangers immédiats que pourrait courir celui sur lequel elle serait pratiquée, le médecin, au moment où il a besoin de toute sa liberté d'action, ne pourrait-il pas se trouver placé entre deux malades réclamant chacun des soins imminents? Enfin le sang artériel n'est pas indispensable, puisque le sang veineux peut ramener la vie aussi bien que lui. Bien plus, le sang veineux possède une autre propriété, celle de mettre en jeu la puissance contractile du cœur. Du reste, la phlébotomie est une opération facile à pratiquer, et dont les conséquences ne sont généralement pas à redouter. Ajoutons que lorsque le chirurgien a extrait de la veine la quantité de sang qu'il juge convenable, il lui est facile d'arrêter l'écoulement de ce liquide, ou de le faire arrêter par un aide : il peut donc s'occuper immédiatement du malade, et n'a besoin de s'occuper que de lui.

Voilà les raisons pour lesquelles on injecte aujourd'hui du sang veineux.

On peut encore se demander avec M. Morely si, puisque chez une personne exsangue l'hématose est anéantie, il n'y aurait pas lieu de croire que l'ondée de sang veineux chassée du cœur droit soit plus apte à réveiller la fonction respiratoire que le flot artériel lui-même.

Est-il difficile de trouver du sang veineux? Évidemment non. Je ne parle pas des cas dans lesquels la transfusion se pratique dans un hôpital ; car, parmi ces jeunes gens qui suivent le Maître et entourent le chevet du malade, le plus difficile n'est pas de savoir s'il s'en trouvera quelqu'un qui veuille donner son sang, mais c'est de savoir auquel donner la préférence, tellement tous s'offrent spontanément et ont hâte de débuter dans cette carrière toute de dévouement, en payant de leur personne. Dans la pratique civile, soit au sein d'une cité, soit au fond d'une campagne, il se trouvera toujours quelque parent, quelque ami, quelquefois un domestique ou un étranger, qui se dévouera pour le salut du malade, surtout lorsque le médecin lui aura dit que la phlébotomie est une opération peu dangereuse, et que la quantité de sang qui lui sera soustraite est peu considérable et ne portera nul trouble dans sa santé.

Quelquefois le médecin se trouvant seul, peut donner de son propre sang, comme le fit le professeur Nusbaüm. Mais je ne conseille pas au chirurgien d'adopter cette pratique, parce qu'une syncope inattendue peut, tout en le mettant dans l'impossibilité de secourir celui pour lequel il a été appelé, compromettre son existence jusqu'à un certain point.

III.

QUEL EST, PARMI LES ÉLÉMENTS DU SANG QUE L'ON INJECTE, CELUI QUI CONTRIBUE LE PLUS AU RETOUR DE LA VIE PRÊTE A S'ÉTEINDRE ?

L'action vitale du sang réside dans son élément anatomique fondamental, le globule rouge.

On a été conduit à formuler cette proposition par de nombreuses expériences.

1° On a essayé d'injecter du sérum seul. Les expériences tentées dans ce sens par Dieffenbach, Magendie, Prévost et Dumas, Oré, n'ont amené aucun résultat favorable. Jamais l'animal dans les veines duquel on a injecté le sérum seul, n'a pu être ramené à la vie.

2° Bischoff, Polli, Oré, ont pu rappeler la vie chez les animaux exsangues, en leur injectant du sang défibriné.

Ces résultats obtenus sur les animaux ont été confirmés par de nombreuses expériences faites sur l'homme, comme nous le verrons bientôt.

3° Par l'injection des globules seuls, on a obtenu des effets avantageux qui ont permis, à M. Oré entre autres, de conclure que c'est aux globules que le sang doit ses propriétés revivifiantes. Néanmoins, dit ce physiologiste distingué, quoique les globules soient la partie réellement active du sang, il serait quelquefois dangereux de trop compter sur eux.

Voici comment, à propos des globules du sang, s'exprime M. Sée :

« Lors de la transfusion du sang, l'injection du plasma

sans les globules ne produit que des effets funestes (Bischoff) ; la transfusion des globules sans la fibrine produit souvent une véritable résurrection (Cl. Bernard, Brown-Séquard); donc les globules sont indispensables aux fonctions des organes; ils constituent l'élément vital du sang au même titre que les cellules vivantes pour les tissus[1].»

Quant à l'action elle-même exercée par les globules sanguins, on peut l'expliquer par l'affinité de l'oxygène pour ces globules (Longet), et par la propriété que possède le sang chargé d'oxygène de réveiller les propriétés vitales des tissus, propriété d'autant plus grande qu'il est plus chargé d'oxygène (Brown-Séquard).

IV.

LE SANG DOIT-IL ÊTRE INJECTÉ TEL QU'IL SORT DES VAISSEAUX, OU BIEN NE DOIT-IL L'ÊTRE QU'APRÈS AVOIR ÉTÉ DÉPOUILLÉ DE SÀ FIBRINE?

C'est là une grave question, dont la solution n'est pas encore complètement résolue, et sur laquelle ont été émis des avis tout à fait opposés.

Müller, Dieffenbach, Bischoff, Polli, Monneret, et de nos jours Belina (d'Heidelberg) et Enrico Albanèse (de Palerme), se montrent les partisans de la défibrination du sang.

Panum, Neudörfer, Brown-Séquard, ont fait des expériences qui leur ont permis de conclure à l'innocuité de l'injection d'un sang défibriné.

---

[1] Leçons de pathol. expérim.: *Du sang et des anémies*, 1866, pag. 3.

«Le sang défibriné a toujours agi aussi puissamment que le sang naturel» (Brown-Séquard). Ailleurs ce physiologiste conclut : 1° que la présence de la fibrine dans le sang que l'on transfuse, non-seulement n'est pas nécessaire, mais semble être inutile ; 2° que la défibrination du sang par le battage n'altère pas les globules ; 3° que le sang défibriné d'un animal d'une espèce pouvant être transfusé sans danger dans les vaisseaux d'un animal d'une autre espèce, on pourrait employer du sang défibriné d'un mammifère quelconque pour la transfusion chez l'homme [1].

Muller [2] et Monneret pensent également que la défibrination du sang par le battage n'altère pas la vitalité des globules. M. Monneret ajoute cependant qu'en injectant du sang défibriné, « on ne fait pénétrer dans les vaisseaux qu'un sang altéré ». MM. Devay et Desgranges sont du même avis sur ce point, et n'en concluent que mieux contre la défibrination du sang. « Nous trouvons inadmissible, disent-ils, que les globules ne s'altèrent pas par le battage, quand tout à l'heure M. Monneret insistait sur l'altération du sang au sortir du vaisseau. Que le microscope, l'analyse, ne démontrent rien, c'est possible; mais si le sang reçu dans un vase inerte est réputé cadavre, nous pouvons bien soutenir que des globules battus sont des globules tués. En résumé, la défibrination enlève au sang un élément dont on peut très-bien se garantir ; en second lieu, elle le dénature au point que ce n'est plus du sang que l'on transfuse, mais une infusion médica-

[1] Journal de physiologie de Brown-Séquard, 1862, pag. 653.
[2] Müller; Manuel de physiologie, tom. I, pag. 113.

menteuse que l'on pratique. Elle doit donc être repoussée. »

Panum [1] fait remarquer qu'en défibrinant le sang, on évite l'inconvénient d'injecter des concrétions sanguines; on le rend plus actif en l'oxygénant davantage que le sang veineux naturel, et on évite les dangers de l'existence d'une trop grande quantité d'acide carbonique contenu dans le sang veineux.

MM. Eulembourg et Landois disent également qu'on ne peut employer pour la transfusion que du sang oxygéné par la défibrination et libre d'acide carbonique [2].

En regard de ces opinions favorables à la défibrination du sang, nous citerons celles d'hommes non moins compétents en cette matière. Nous connaissons déjà quel est l'avis de MM. Devay et Desgranges.

Magendie, en 1837, en injectant du sang défibriné d'un chien dans les vaisseaux d'un autre chien, a toujours vu ce dernier mourir plus ou moins vite. « L'animal dans les vaisseaux duquel on injecte du sang défibriné, meurt toujours, dit-il, parce que le sang défibriné ne peut plus se montrer dans les vaisseaux : le sérum les traverse par imbibition, il forme des extravasations, des congestions, principalement dans les poumons, et il amène promptement la mort. C'est la fibrine qui donne au sang la viscosité qui lui est nécessaire pour parcourir les capillaires les plus fins. Le sang coagulable, c'est-à-dire non dépouillé de sa fibrine, est seul propre à entretenir la vie. » Plus récemment M. Poiseuille a également fait voir que « sans la fibrine

---

[1] Archives de Virchow, tom. XXVII.

[2] Archives générales de médecine, 6e série, tom. VI, pag. 747.

la vie des animaux serait souvent compromise, car le sang ralentit sa course dans les vaisseaux capillaires, à mesure qu'il s'appauvrit en fibrine ; en effet, un sang défibriné ne coule pas dans un tube d'un calibre cent fois plus grand que celui des capillaires d'un mammifère[1].

On voit que nous sommes loin de l'opinion de Dieffenbach, qui recommandait d'injecter du sang défibriné , parce qu'il redoutait l'obstruction des capillaires.

M. Moncocq (de Caen) se rallie à l'opinion de Magendie. M. Roussel (de Genève), dans une lettre fort intéressante qu'il me fit l'honneur de m'adresser, explique les insuccès obtenus par M. Neudörfer (voy. les Tableaux) parce que ce praticien a injecté du sang défibriné. « Il veut, dit M. Roussel, guérir des soldats porteurs de vastes plaies à suppuration intarrissable, et dont la cicatrice ne peut se compléter faute de plasticité du sang....; et c'est du sang défibriné qu'il transfuse, du sang privé de sa partie plastique, la seule utile à ces patients ! »

Je suis entièrement de l'avis de M. Roussel sur ce point, mais je trouve qu'il est peut-être trop absolu quand il dit qu'il vaut mieux ne pas transfuser que de se servir de sang défibriné ; car on est obligé de convenir que, si l'injection d'un sang défibriné n'a pas guéri les malades de M. Neudörfer, elle a du moins produit chez eux une amélioration manifeste.

D'un autre côté, comme on compte des succès obtenus par l'injection de sang défibriné, on peut tout au moins dire que cette injection, qui a produit quelquefois d'heureux résultats, est presque toujours inefficace, mais qu'elle est rarement nuisible.

[1] Malagutti; Leçons de chimie, tom. IV, pag. 243.

Quelques-uns des insuccès qui ont suivi l'injection d'un sang défibriné n'eussent peut-être pas été obtenus si l'on avait eu la précaution de filtrer le sang après l'avoir défibriné, ce que l'on n'a pas toujours fait. Heureusement, quand on se sert de sang défibriné, on n'oublie pas aujourd'hui de le filtrer. Dans ces conditions, MM. Enrico Albanèse, Belina ont obtenu des succès indiscutables (voy. les Tableaux).

Du reste, M. Oré démontra en 1865, par des expériences habilement dirigées, que la transfusion du sang défibriné et filtré peut être pratiquée avec succès , mais que « la défibrination du sang est inutile, surtout chez l'homme, où le sang ne commence à se coaguler que quatre ou cinq minutes après sa sortie des vaisseaux ».

Dans une note accompagnant l'envoi de quelques observations de transfusion pratiquée par M. le Dr de Cristoforis, médecin en chef de l'hôpital de Milan (envoi pour lequel je le prie de recevoir ici l'assurance de ma gratitude), cet habile praticien s'exprime ainsi : « Pour moi, il n'y a pas plus de difficultés à injecter du sang non défibriné que du sang défibriné. La défibrination ajoute un peu plus de sûreté à l'opération, parce qu'elle retarde un peu la coagulation du sang. » Je ne pouvais pas mieux résumer ma pensée que ne le fait M. de Cristoforis, mais je dirai cependant que l'opération de la défibrination exige une perte de temps précieux. Et « comme il paraît, d'après les observations prises sur l'homme, que le sang naturel veineux a fourni plus de succès que le sang défibriné, et que d'après MM. Devay et Desgranges, d'après M. Brown-Séquard lui-même, on a parfaitement le temps d'opérer l'injection avant que le sang à transfuser se soit coagulé,

il semble que l'indication actuelle soit toujours en faveur
du sang tel qu'il sort de la veine. Les praticiens ne doivent donc pas mettre de précipitations fâcheuses dans
leurs actes [1].... »

Il me semble naturel que, puisque la transfusion consiste à remplacer, chez un homme épuisé par une hémorrhagie, le sang qu'il a perdu par du sang nouveau, on doit
injecter un liquide parfaitement semblable à celui que ces
vaisseaux contenaient tout à l'heure, c'est-à-dire du sang
naturel. C'est ce qui a toujours lieu quand on pratique la
transfusion immédiate. Mais quand on est obligé de pratiquer la transfusion médiate, quand on présume que le
sang à injecter est resté un temps relativement trop long
hors des vaisseaux, on ne doit pas craindre de défibriner
ce liquide. Il faut que la défibrination soit bien faite, et
pour cela il ne faut pas se contenter, à moins que l'on ne
puisse mieux faire, de battre le sang avec une baguette
de verre ou avec une palette, mais avec un balai d'osier ;
enfin, on terminera en filtrant.

V

QUELLES SONT LES INFLUENCES DIVERSES QUI PEUVENT
FAVORISER OU ENTRAVER L'OPÉRATION DE LA TRANS-
FUSION ?

1° *De la coagulation du sang.* — Le sang sorti des vaisseaux finit toujours par se coaguler, même lorsqu'on le
soustrait complètement à l'action de l'air. Il se coagule,

[1] Giraud-Teulon ; Gazette médicale de Paris. 1857.

il est vrai, plus vite et plus complètement au contact de l'air.

Prévenir ou au moins retarder cette coagulation, c'est éviter un danger et s'assurer une chance de plus de succès. C'est dans ce but que quelques-uns ont préconisé la défibrination du sang.

Qu'est-ce donc que la *fibrine*, et comment le sang se coagule-t-il?

D'après M. Sée[1], la matière coagulable que l'on désigne sous le nom de fibrine est une matière albuminoïde qui est à l'état fluide. La coagulation du sang est le résultat de la concrétion de la fibrine. La fibrine ne préexiste pas à sa coagulation; elle n'est pas quelque temps liquide avant de se condenser; son apparition et sa coagulation sont signes de sa formation. Elle ne se concrète que sous l'influence d'une substance coagulante appelée *globuline*, qui siége dans les globules rouges, et sa formation est le résultat du dédoublement d'une substance appelée *plasmine*. La plasmine considérée comme l'origine de la fibrine rend facilement compte de la fluidité de la fibrine pendant la vie; mais pour qu'elle se dédouble et donne lieu à la coagulation *post mortem*, c'est-à-dire à la formation de la fibrine concrète, il faut l'intervention de moyens auxiliaires que nous énumérerons plus loin.

Une nouvelle théorie qui se recommande par la position scientifique et les travaux antérieurs de ses auteurs, est présentée par MM. Béchamp et Estor. Dans une note récente que je dois à leur bienveillance, MM. Béchamp

[1] Leçons de pathol. expériment.: *Du sang et des anémies*. Paris, 1866. pag. 11 et suiv.

et Estor s'expriment ainsi : « Il existe dans le sang de tous les animaux que nous avons examinés (chien, chat, bœuf, etc.), des microzymas semblables à ceux du foie, mais cependant plus petits et plus transparents que ces derniers. C'est sans doute à cause de leur ténuité et de leur transparence qu'ils ont échappé à l'observation des physiologistes.

» Pour les isoler. nous avons usé du procédé suivant : quand on reçoit du sang dans un vase qui contient déjà de l'alcool étendu d'eau, dans des proportions qui varient avec la température et la nature de l'animal ayant fourni le sang, ce sang reste liquide ; les microzymas, qui constituent les seules parties solides, d'abord en suspension. se précipitent peu à peu et peuvent être recueillis sur un filtre. Les mailles du papier retiennent le plus grand nombre, quelques-uns passent avec le liquide ; à une température de 25 à 35°, ces microzymas, si peu nombreux que le liquide avait une transparence parfaite, prolifèrent avec une telle activité que, au bout de 48 heures, un nouveau dépôt s'est formé. La même série de phénomènes peut se reproduire trois ou quatre fois.

» Ces microzymas méritent bien leur nom ; dans certaines circonstances, en moins de 24 heures ils ont liquéfié l'empois de fécule créosoté ; ce sont des *microphytes ferments*. Ce résultat a pu souvent être obtenu par des microzymas ayant conservé leur forme et leur mobilité primitives, et au milieu desquels il était impossible de trouver une seule bactérie.

» De nombreuses expériences nous permettent d'affirmer la conclusion suivante : ce qu'on appelle vulgairement la fibrine du sang n'est pas autre chose qu'une fausse membrane formée par ces microzymas aux dépens des matières albuminoïdes du sang ; on peut noter en outre, comme résultat de l'observation directe, que presque tous les microzymas sont englobés dans la fibrine ; dans du sang défibriné, on ne rencontre pas de microzymas.»

Ces faits sont importants pour notre travail et méritent d'être pris en considération. En effet, d'après eux, la transfusion ne devrait se pratiquer qu'avec du sang naturel, car, en le défibrinant, on le priverait des microzymas, qui sont les ferments, c'est-à-dire la partie active du sang. L'injection devrait être faite aussi rapidement qu'il serait possible.

La fibrine est en plus grande quantité dans le sang artériel [1]. Et si le sang veineux renferme moins de globules que le sang rouge [2], il y a encore avantage à l'injecter, puisque le sang artériel offre plus de tendance à se coaguler que le sang veineux [3].

2º *Combien de temps le sang peut-il rester hors des vaisseaux sans se coaguler?*— Telle est la question qui maintenant se présente naturellement à l'esprit.

Blundell a prétendu que le sang pouvait rester *vingtquatre minutes* hors des vaisseaux sans perdre ses propriétés revivifiantes. Ce laps de temps s'étendrait plus loin, d'après Dieffenbach ; et le sang hors des vaisseaux depuis *trois heures* pourrait encore être injecté avec succès. M. Polli a dit aussi que la coagulation du sang humain

---

[1] Müller ; Manuel de physiol., tom. I, pag. 97. Paris, 1851, trad. franç.

[2] Dumas ; Traité de chimie, tom. VIII, pag. 505. Paris. 1846.

[3] Longet ; Traité de physiologie, 1869, tom. I, pag. 600.

n'avait lieu, en moyenne, que onze minutes après [1].

Mais M. Oré, en recevant le sang dans un vase qui n'avait pas été préalablement chauffé et qui se trouvait en équilibre de température avec le milieu ambiant, a pu constater que le sang de l'homme ne commençait à se coaguler que quatre ou cinq minutes après sa sortie des vaisseaux.

J'ai pu moi-même vérifier cette conclusion du physiologiste de Bordeaux ; les expériences que j'ai faites m'ont conduit au même résultat. Du reste, c'est l'opinion admise généralement aujourd'hui [2].

Eh bien ! un temps plus long est-il donc nécessaire pour pratiquer avec succès la transfusion médiate? Quand on a tout préparé, quand on a l'instrument sous la main et que la veine du malade est prête à recevoir l'injection, faut-il plus de quatre à cinq minutes pour pratiquer une saignée, recevoir le sang dans une seringue et faire une injection? L'injection pourra même être faite lentement, par petits coups, et le chirurgien pourra éviter toute précipitation fâcheuse. On le voit, les difficultés de cette opération ont été beaucoup exagérées.

3° *Influence du contact de l'air.* — Le contact de l'air atmosphérique favorise la coagulation du sang. C'est une proposition dont la vérité ne peut être contestée.

J. Hunter avait observé que le sang, quand il sort lentement des vaisseaux ou s'épanche à la surface d'un vase large et plat, se coagule plus promptement [3]. L'éva-

---

[1] Polli; *Ricerche ed esperimenti intorno alla formazione della cotenna nel sangue.* Milano, 1843.

[2] Longet; tom. II, pag. 18.

[3] Œuvres complètes, trad. franç. tom. III, pag. 46.

poration produite à la surface du sang favoriserait donc la coagulation.

M. Oré [1] a parfaitement démontré que le sang soustrait au contact de l'air se maintient fluide plus longtemps. Il s'est servi, pour recueillir le sang, d'une poire en caoutchouc munie d'un robinet que l'on peut ouvrir et fermer à volonté. Du robinet part un tube en caoutchouc et terminé par une canule dont l'ouverture offre de 5 à 6 millimètres de diamètre. Après avoir fait le vide dans la poire à l'aide de l'aspiration, le robinet étant fermé, il introduisit la canule effilée dans la veine jugulaire d'un chien de moyenne taille. Il ouvrit alors le robinet : le sang remplit la poire. *Après dix minutes*, il constata une fluctuation évidente, en pressant sur les parois du récipient. Voulant apprécier dans quel état se trouvait le sang, il ouvrit la soupape et put s'assurer qu'il *était encore liquide*.

Mais on a encore beaucoup exagéré l'influence du contact de l'air. Cette considération ne devra pas arrêter longtemps le praticien, car la coagulation s'accomplit souvent sans le concours d'agents extérieurs, puisqu'elle peut s'effectuer également durant la vie dans le système vasculaire, dans le vide lui-même, où J. Hunter assure qu'elle est encore plus rapide qu'à l'air libre. En ajoutant que Davy, en recevant le sang sous une couche d'huile, le vit se prendre en masse comme à l'ordinaire, il est évident qu'on doit peu craindre l'influence de l'air atmosphérique. Du reste, cette influence ne s'exerçant sur le sang que quatre ou cinq minutes, ne pourra pas nuire au succès de l'opération[2].

[1] Oré, *op. cit.* pag. 171.
[2] *Researches Phys. and. anat.*, tom. II, pag. 64.

Il est inutile de faire remarquer que ces réflexions ne s'appliquent qu'à la transfusion médiate.

4° *Influence de la température.* — On a pensé longtemps que le refroidissement hâtait la coagulation du sang; aussi, pour prévenir le refroidissement, on recevait le sang, soit dans un vase chauffé au bain-marie, soit dans une seringue ayant séjourné dans de l'eau chaude ou entourée de linges chauffés.

« Or, dit Malgaigne, c'est là un premier exemple des erreurs pratiques entretenues par de fausses notions sur la coagulation du sang [1]. »

On doit en effet s'étonner, en présence de manœuvres pareilles , que les insuccès n'aient pas été plus nombreux; car des expériences ont établi aujourd'hui que la chaleur, loin de la retarder, hâtait la coagulation du sang. Citons quelques faits.

Hunter [2] a observé que le sang entouré d'eau à 55° se coagule en cinq minutes ; que, placé dans de l'eau à 8°, le sang du même sujet met 20 minutes à se coaguler. D'un autre côté, ayant retiré un poisson de la mer, il en mesura immédiatement la température et fit écouler une certaine quantité de sang : ce fluide se coagula bientôt, quoiqu'il eût atteint une température plus élevée que celui qui, étant resté dans les vaisseaux de l'animal, s'y était maintenu liquide.

Hewson [3], après avoir excisé deux portions de veine jugulaire d'un chien comprises entre deux ligatures, et

---

[1] Malgaigne; Traité d'anat. chirurgic., tom. I, pag. 480, 2ᵉ édit.

[2] Œuvres complètes, tom. III, pag. 100.

[3] Longet; tom. II, pag. 27.

avoir plongé l'une dans l'eau froide, l'autre dans de l'eau tiède, constata au bout de trois quarts d'heure que le sang de la première était liquide, quand celui de la seconde était coagulé.

Scudamore[1] a observé que du sang abandonné à l'air libre dans une chambre, met cinq minutes à se coaguler; que celui placé dans une température de 48° mettait trois minutes, et qu'un autre entouré d'un mélange réfrigérant à 40° était encore parfaitement liquide au bout de vingt minutes.

Enfin Davy[2] a conservé plus d'une heure, dans un état de fluidité parfaite, le sang sorti des vaisseaux, en le maintenant à la température de 0°. Il a encore observé que la coagulation était accélérée, mais d'une manière irrégulière, par une température un peu élevée : ainsi, elle avait lieu plus vite à 30° R. qu'à 20 ou 25°, et moins vite à 38° R. qu'à 25°; en sorte qu'à un certain degré d'élévation, la chaleur aurait une action analogue à celle du froid.

Bien plus, le sang a pu encore être injecté avec succès, après avoir été congelé et ramené à l'état fluide.

M. Nicolas est arrivé aux mêmes résultats[3] : le sang dont la coagulation a été retardée par le froid, dit-il, ne semble pas, observé au microscope, offrir de déformation des globules.

M. Oré[4] a vérifié ces expériences. Ayant placé une poche en caoutchouc vide d'air et pleine du sang frais

---

[1] *Essay on the blood*, pag. 19, London, 1824,

[2] *Edinburgh medic. and surg. Journ.*, tom. XXX, pag. 251 : 1828.

[3] Nicolas, thèse n° 79, pag. 38. Paris, 1860.

[4] Oré, *op. cit.* pag. 172.

d'un animal, au milieu d'un mélange de glace et de sel marin, il rendit au bout de vingt minutes , à ce même animal, le sang qu'il venait de lui enlever. L'animal a survécu ; il a reçu, sans éprouver aucune gêne, du sang dont la température était descendue à 0°.

« Ce n'est donc pas le refroidissement qui amène la coagulation, dit Malgaigne[1]; tout au contraire, et lorsqu'on voudra tenter la transfusion , on saura désormais que, pour le maintenir liquide, le mieux est de faire refroidir le sang et la seringue. »

Ainsi, le praticien ne devra plus songer à maintenir le sang à injecter au niveau de la température du corps. Bien loin de là, il recevra le sang dans un vase plongeant lui-même dans un autre vase rempli d'eau aussi froide que possible, ou bien dans une seringue entourée de linges ou de compresses imbibées d'eau fraîche. Mais s'il ne peut le refroidir, il ne devra pas craindre d'injecter le sang après l'avoir abandonné à la température du milieu ambiant du lieu dans lequel il se trouvera. Puisque, en chauffant le sang , on a obtenu jusqu'ici un nombre très-raisonnable de succès, on doit espérer, en agissant comme il vient d'être dit plus haut, en obtenir un nombre égal, pour ne pas dire supérieur.

Je ferai remarquer, en finissant, que cette idée généralement admise aujourd'hui, qu'*il faut refroidir le sang à injecter*, concorde parfaitement avec les faits avancés par MM. Béchamp et Estor. En effet, d'après eux, la fibrine est un produit de fermentation *post mortem*; et l'on sait que le froid peut arrêter ou du moins retarder la fermentation.

[1] Op. cit. pag. 482.

Ainsi, voilà encore une question résolue, quand il s'agira de la transfusion médiate.

5° *Addition de certaines substances au sang à injecter.*
— On a proposé, toujours dans le but de retarder la coagulation du sang, d'ajouter au sang que l'on veut injecter des substances médicamenteuses.

Hewson[1] a constaté qu'un assez grand nombre de sels de soude ou de potasse font disparaître la coagulabilité du sang.

D'après MM. Prévost et Dumas[2], il suffit d'un millième d'une dissolution de soude ou de potasse caustique pour produire cet effet.

Denis recommande le sulfate de soude. Il suffit, dit M. Desgranges, de quatorze parties de ce sel pour retarder de plusieurs heures la coagulation de 1000 parties de sang. Le carbonate de soude produit le même effet à une dose moitié moindre.

Le professeur Rouget[3] conseille de remplir l'appareil à transfuser avec du bicarbonate de soude, de façon à ce que ce dernier, chassé par l'arrivée du sang dans l'instrument, et rejeté au dehors en assez grande quantité avant de faire l'injection, maintienne fluides les premières couches de sang qui pénètrent dans l'instrument.

M. Pavy[4] dit au contraire que le carbonate, le bicarbonate et le nitrate de potasse sont immédiatement mortels si on les injecte avec le sang ; que le carbonate de soude

---

[1] *Experim. Inquir. into the properties of the blood*, chap, I, exper. III.
[2] Bibliothèque universelle de Genève, 1821, tom, VII.
[3] Leçons orales, février 1865.
[4] *Guy's hospital reports*, 1869, pag. 6.

peut être supporté un moment, mais que son action nuisible ne tarde pas à se faire sentir.

Récemment M. Branton Hicks[1] a proposé d'ajouter une solution de phosphate de soude au sang à mesure qu'il est recueilli : six à huit onces de cette solution suffisent pour une opération. Malheureusement il n'a pu réussir dans les trois cas dans lesquels il a usé de ce moyen. (Voy. les Tableaux, obs. 88, 89, 90.)

Il est à remarquer que, toute proportion gardée, les insuccès ont été plus nombreux quand on a ajouté des sels au sang.

Pour nous, nous ne croyons pas ces substances d'un usage commode pour la transfusion. D'abord, elles diminuent la plasticité du sang, augmentent la tendance aux hémorrhagies[2], enfin altèrent la composition naturelle du sang. Ensuite, il n'est pas toujours facile d'avoir immédiatement sous la main une de ces substances. L'addition d'un sel quelconque au sang est une complication inutile à l'opération. Si l'on veut que la transfusion soit rendue plus pratique, il faut éloigner de l'esprit du chirurgien cette idée, qu'il lui est nécessaire d'ajouter au sang des substances étrangères souvent difficiles à trouver.

6° *Influence des parois de l'instrument, de la forme des vases*, etc. — On a jusqu'ici employé bien des appareils divers pour pratiquer la transfusion. L'observation directe a démontré que le sang ne subit aucune influence funeste de la part de la substance dont sont formées les parois de

---

[1] *Guy's hospital reports*, 1869.
[2] Journal de physiologie de Robin, 1869, pag. 118.

l'instrument, pourvu que cette substance ne soit pas une de celles qui agissent d'une manière particulière sur les liquides. C'est ainsi qu'on a obtenu des succès en se servant de seringues, soit en verre, soit en étain, soit en argent, soit en maillechort. (Voy. les Tableaux.)

Il faut seulement que leurs parois présentent un poli aussi parfait qu'on puisse l'exiger ; car, bien que le sang ne soit pas destiné à séjourner longtemps dans l'instrument, il ne faut pas oublier que les rugosités peuvent favoriser la coagulation, la formation de petits caillots, puisque « le plissement même de la membrane interne des vaisseaux suffit pour coaguler le sang, c'est-à-dire pour agir à titre de corps étranger[1]. »

Si l'on reçoit le sang dans un vase, il vaut mieux que ce vase soit étroit et profond, car la coagulation a lieu plus vite quand le sang est reçu dans un vase plat et large. En le recevant directement dans une seringue, on évite une perte de temps ; ensuite cet instrument n'a pas la forme d'un vase qui favorise la coagulation du sang.

VI.

DES CONDITIONS DANS LESQUELLES DOIT SE TROUVER LE SUJET QUI FOURNIT SON SANG.

Le sujet qui donne son sang ne doit pas être malade, car si le malade échappe aux dangers immédiats de l'injection, il peut succomber aux suites de l'inoculation du sang altéré. Des expériences nombreuses ont démontré la vérité de

[1] Sée ; *op. cit.*, pag. 60.

cette proposition. C'est ainsi que mourut de la peste un chien auquel M. Deidier avait transfusé du sang dans lequel il avait fait passer la bile d'un pestiféré; que la morve fut communiquée à des chevaux sains chez lesquels Viborg avait transfusé du sang provenant d'autres chevaux morveux,

Il faudra donc éviter de prendre le sang d'individus atteints d'une diathèse syphilitique, cancéreuse, scrofuleuse, etc. M. Neudörfer attribue un de ses insuccès à l'injection d'un sang qu'il avait pris sur un homme atteint d'un violent accès de goutte.

Ajoutons cependant que si, pour remédier aux accidents d'une hémorrhagie, le médecin ne pouvait prendre du sang que sur un seul individu, de constitution strumeuse, par exemple, il ne devrait pas hésiter. Combattre la mort imminente, à quelque prix que ce soit, doit être sa première pensée; une fois cette indication urgente remplie, il s'occupera de modifier la qualité du sang introduit par un traitement approprié.

Mais quand il pourra faire autrement, son choix ne doit pas être douteux. Chez l'homme sain, en effet, surtout chez celui qui possède un tempérament sanguin, on peut espérer trouver un sang riche en globules, et par conséquent très-apte à réveiller rapidement l'activité cardiaque.

Et du reste, tout en voulant sauver un individu, il ne faudrait pas rendre un autre individu malade par une soustraction inopportune d'une certaine quantité de sang. Si l'on sait que 200, 300 grammes de sang peuvent être pris impunément à un homme ou à une femme adultes, vigoureux, bien portants, on sait aussi qu'on ne pourrait le leur enlever sans danger s'ils étaient malades. D'ailleurs, le sang qu'ils fourniraient serait peu riche en globules.

Le sujet qui donne son sang ne doit pas être trop âgé. L'augmentation du chiffre des globules correspond à l'âge adulte (Polli). De cinq mois à quarante ans, le chiffre des globules augmente et la quantité d'eau diminue ; de quarante ans jusqu'à la mort, c'est le contraire : la proportion de l'eau s'accroît, celle des globules diminue (Denis).

Comme conclusion, nous dirons avec M. Desgranges que le sang d'une personne adulte qui n'a point 40 ans doit être préféré, puisque les globules sont regardés à juste titre comme la partie vivifiante du sang.

Le sang de l'homme doit être préféré à celui de la femme. En effet, le sang de l'homme contient plus de globules, celui de la femme plus d'eau. D'après MM. Becquerel et Rodier, voici la différence qui existe entre les deux :

Sang.	Hommes.	Femmes.
Eau............	77,9	79,1
Globules......	141,1	127,2
Fibrine........	2,2	2,2
Albumine.....	69,4	70,5

On le voit, le sang de l'homme mérite la préférence, qu'il soit transfusé, soit à un autre homme, soit à une femme. Généralement, surtout dans les cas de métrorrhagies puerpérales, c'est le mari de l'accouchée qui donne son sang. Mais s'il n'y avait auprès de la personne malade qu'une femme, il ne faudrait pas perdre confiance, car la constitution du sang de la femme se rapproche beaucoup de celle du sang de l'homme. Du reste, en parcourant les Tableaux des observations, on voit tout autant de succès obtenus à l'aide de l'injection du sang d'une femme, bien qu'il contienne un peu plus d'albumine.

M. Belina prétend qu'il vaut mieux prendre du sang sur un individu chez lequel la digestion vient de s'opérer, parce que ce sang contient plus d'éléments de nutrition. Mais nous ferons remarquer, avec M. Sée, que plus on se rapproche de la digestion, plus le sang est coagulable, parce que sa température est plus élevée que pendant l'abstinence.

VII.

DE LA QUANTITÉ DE SANG QUI DOIT ÊTRE INJECTÉE.

Disons d'abord qu'il n'est pas nécessaire de rendre à un individu qu'une hémorrhagie a rendu anémique ou plongé dans un état de mort apparente, une quantité de sang égale à celle qu'il a perdue. « S'il en était autrement, dit M. Béclard [1], on ne pourrait racheter une existence qu'aux dépens d'une autre, ou bien il faudrait pratiquer une foule de saignées qui rendraient le procédé inapplicable. Une hémorrhagie n'est mortelle qu'autant que la quantité de sang perdu dépasse une certaine limite; tant que l'hémorrhagie se tient en deçà de cette limite, la quantité de sang contenue dans les vaisseaux, quoique très-diminuée, suffit à entretenir la vie, et la massé du sang se reconstitue peu à peu, quand la soure de l'hémorrhagie est tarie. En injectant donc dans les vaisseaux d'un individu épuisé par une hémorrhagie, une certaine proportion de sang, on le place dans les conditions où il se trouverait s'il

Béclard ; Traité de physiologie, 1866, pag. 293.

n'avait pas perdu la portion de sang qu'on vient de lui restituer. Le temps et une alimentation convenablement dirigée feront le reste. »

La quantité de sang à injecter varie selon les circonstances où se trouve placé le malade. On ne peut pas indiquer un chiffre fixe, poser une règle précise. Le médecin ne devra prendre conseil que de son jugement, pour savoir quelle conduite il suivra. En effet, selon qu'il s'est écoulé un temps plus ou moins long depuis le moment où l'hémorrhagie a eu lieu, selon qu'une première injection n'a produit aucune amélioration bien évidente, on devra injecter une plus ou moins grande quantité de sang. La moyenne de sang injecté a été de 250 gram. (Voy. les Tableaux.) Et cependant il n'est pas nécessaire toujours d'injecter une aussi grande quantité. M. Marmonier n'a-t-il pas réussi en n'injectant que 90 gram.? 60 gram. (Kilian), 30 gram. même (Soden), ont suffi quelquefois; et si l'on voit que 300 gram. (Collins), 450 gram. (Clément), 720 gram. (Wheatkroft), 1 000 gram. (Richet), ont été nécessaires, il faut remarquer que cette quantité a été injectée à plusieurs reprises, l'opérateur laissant s'écouler un temps variable, quelques jours même, entre chaque injection. Souvent une injection de 60 gram. a produit des effets plus heureux qu'une injection de 300 gr. de sang. En somme, nous croyons que 200 à 300 gram. doivent suffire, si l'on ne veut pas s'exposer, en injectant une trop grande quantité de sang, à voir survenir des phénomènes de congestion, soit vers le poumon, soit vers le cerveau.

Si l'on pense que, malgré que par un vaisseau ouvert un homme perd tout le sang qu'il peut perdre, il en reste encore dans les organes une certaine quantité (Haller), on s'étonnera moins en songeant qu'une petite quantité de sang injecté suffit pour rappeler à la vie un moribond épuisé par une hémorrhagie. « L'indication urgente, dit M. Bérard [1], est de remettre en mouvement des rouages qui ont cessé de fonctionner, afin que l'individu qui a été soumis à la transfusion puisse ensuite former du sang par sa propre activité. » Que demande-t-on à la transfusion ? Une excitation de l'organe central de la circulation, un réveil de ses contractions. Eh bien ! quand ce réveil est obtenu, on a le résultat désiré, puisque l'excitation produite permet aux forces de se réparer, donne le temps au médecin d'aider cette amélioration et d'assurer la guérison définitive par des moyens appropriés.

Du reste, il y a chez l'homme une disposition particulière, variable selon chaque individu, un pouvoir de résister plus ou moins à une perte de sang. On ne doit pas oublier que le sang se répare, se reforme avec une rapidité dont nous ne connaissons pas exactement la mesure [2].

Cette dernière réflexion s'applique aussi bien au sujet qui donne son sang qu'à l'individu exsangue qui le reçoit. En somme, il ne sera pas difficile au praticien de calmer les alarmes que pourrait avoir le sujet faisant don de son sang, et de trouver, quand bien même il n'aurait avec lui qu'un seul aide, une quantité de sang suffisante pour pratiquer la transfusion avec succès.

---

[1] Bérard; Traité de physiologie, tom. III, pag. 216.

[2] Longet; tom. II. pag. 30.

VIII.

DE L'ACTION EXERCÉE PAR LE SANG INJECTÉ.

Le sang agit de diverses manières sur l'organisme nouveau dans lequel il pénètre.

1° Il agit d'abord comme *stimulant*. Son effet immédiat, par son contact sur la paroi interne du cœur, est de réveiller la contractilité des fibres musculaires de cet organe. Sous l'influence de l'excitation du cœur, les artères reprennent leurs fonctions ; la vie, près de s'éteindre, est ramenée par elles dans les organes ; en un mot, il y a excitation vasculaire.

Des expériences sont venues confirmer cette opinion que nous avait laissée Haller. Je ne citerai que les plus remarquables. Schiff a montré qu'un cœur de grenouille ne présente plus aucun mouvement contractile lorsqu'on l'a rendu exsangue, et que les battements se font aussitôt sentir de nouveau, dès qu'on injecte du sang dans l'oreillette. Budge est allé plus loin : après avoir coupé des fragments de cœur au moment où cet organe se contractait, et après leur avoir enlevé tout le sang dont ils étaient imprégnés, il a vu les mouvements contractiles s'arrêter instantanément, et revenir immédiatement après avoir mis de nouveau ces fragments en contact avec du sang.

L'action stimulante exercée par le sang sur les parois des vaisseaux est confirmée par l'expérience de Blundell. Ainsi, chez un chien qui avait perdu tout son sang à la suite d'une blessure de l'artère fémorale, la transfusion fut pratiquée, et l'action du cœur et des vaisseaux fut si énergique que le caillot qui s'était formé à l'ouverture de l'artère blessée fut violemment rejeté. Plus récemment, Brown-Séquard a fait reparaître la contractilité musculaire, en injectant du sang dans les vaisseaux d'un bras de supplicié déjà atteint de rigidité cadavérique. On est parvenu [1] à maintenir la vitalité pendant quarante heures, à l'aide d'injections de sang, dans un membre de lapin séparé du corps.

«Quant à la propriété stimulatrice, dit Brown-Séquard, le sang artériel ne la possède à un degré moindre que le sang veineux, que parce qu'il contient moins d'acide carbonique. — C'est à l'oxygène que le sang contient qu'il faut surtout attribuer sa puissance de régénérer les propriétés vitales des tissus contractiles et nerveux; pour cela, l'intégrité des globules du sang est nécessaire, les globules altérés ne portant pas autant d'oxygène aux tissus que les globules normaux [2].»

Dans une savante leçon, M. le professeur Küss (de Strasbourg[5]) a ingénieusement développé cette théorie qui reconnaît que l'action stimulante du sang appartient en propre aux globules rouges, lesquels ne paraissent agir eux-mêmes que comme porteurs d'oxygène aux tissus. Les faits rapportés par M. Liebig fils sur la respiration des muscles, et qui démontrent que ceux-ci absorbent de l'oxygène et produisent de l'acide carbonique, les expériences de Fontana, de Humboldt, de Tiedemann, de Polli, sur l'action de l'oxygène, de l'acide carbonique et des autres gaz sur la contractilité du cœur des grenouilles,

---

[1] *New-York medical Times*, 1852, pag. 355.

[2] Brown-Séquard; Journal de physiol, 1858, pag. 105 et 734.

[3] Leçons orales, janvier 1864.

tout cela met hors de doute l'action puissante de l'oxygène renfermé dans le sang, pour rendre aux muscles leur contractilité.

2° Le sang peut agir par *sa masse*. Le fait n'est pas douteux : ainsi, on est parvenu à conserver vivant un animal dans les vaisseaux duquel on injectait du sang, sans adjonction d'aucune autre alimentation. Mais, en général, c'est bien plutôt par son action de contact que par sa masse, que le sang agit; car autrement, comment expliquer les effets de résurrection produits par l'injection de 90 ou 100 grammes de sang dans les vaisseaux d'un individu exsangue ?

3° Le sang agit encore comme *modificateur* local et général. Dans le premier cas, on pourrait presque dire qu'il agit comme hémostatique, car on a vu souvent une hémorrhagie que rien ne pouvait arrêter, cesser aussitôt après que la transfusion eut été pratiquée. Le mécanisme est facile à comprendre. Le collapsus dans lequel se trouve plongée la personne épuisée par l'hémorrhagie, empêche les vaisseaux de se contracter; mais sous l'influence du sang injecté, leur contractilité reparait et met fin à l'hémorrhagie.

D'un autre côté, on peut penser que l'injection d'un nouveau sang dans un organisme malade peut modifier avantageusement ses humeurs. C'est ainsi que M. Sotteau prétend que la transfusion d'un bon sang chez un individu atteint d'hémophylie, peut contribuer beaucoup à diminuer ou à arrêter définitivement cette tendance antérieure à perdre une assez grande quantité de sang, souvent par une blessure insignifiante.

QUATRIÈME PARTIE

CHAPITRE PREMIER

Considérations pratiques.

I

DU MOMENT AUQUEL LA TRANSFUSION DOIT ÊTRE PRA-
TIQUÉE.

La vitalité des parois vasculaires est un obstacle à la coagulation du sang. En général, dès que l'irritabilité s'éteint, les tissus perdent leur pouvoir fluidifiant (Brücke). Il faudra donc pratiquer la transfusion le plus près possible du moment où l'accident hémorrhagique se sera pro duit.

Faut-il pratiquer la transfusion pendant la durée de l'hémorrhagie, ou doit-on attendre sa fin ? Quand on est en présence d'une hémorrhagie grave, et qu'on a lieu de craindre qu'elle ne se reproduise bientôt, comme dans les cas de métrorrhagie puerpérale contre laquelle tous les moyens ordinaires auront échoué, on pratiquera la transfusion pendant le cours de l'hémorrhagie. Il en sera de même si l'on est en présence d'une hémorrhagie fou-droyante, résultant, par exemple, d'une lésion artérielle.

Mais tant que l'on espérera, en se basant sur l'état gé-néral du sujet et sur la nature de la maladie, pouvoir ar-rêter ou modérer l'hémorrhagie, on devra attendre ; car il n'est pas rare, une fois l'hémorrhagie arrêtée, de voir des malades, quoique réduits auparavant à une excessive faiblesse, reprendre peu à peu et assez vite de la vigueur sous l'influence de moyens toniques et réparateurs. On n'aura alors qu'à se féliciter d'avoir pu épargner au malade les dangers de l'opération.

La transfusion n'est qu'un moyen suprême que l'on emploie pour combattre les hémorrhagies. Lorsque tous les moyens usités en pareil cas ont échoué (excitants à l'extérieur, stimulants diffusibles à l'intérieur), et que le collapsus se prononce davantage, alors seulement le chirurgien doit pratiquer l'opération. Il résulte de la lecture complète des observations que je cite plus loin, que les malades présentaient d'une manière générale, au moment de l'opération, les symptômes suivants : pâleur des téguments; faiblesse extrême; déglutition difficile et souvent impossible ; pouls variant de 120 à 140, souvent imperceptible, cessant parfois de battre à certains moments ; syncopes fréquentes ; respiration rare, irrégulière, stertoreuse, semblant même souvent suspendue ; refroidissement général ; sueurs froides ; intelligence affaiblie, quelquefois nulle ; vue obscurcie ; éblouissements, vertige, vomissements. Tantôt tel symptôme dominait chez celui-ci, tel autre chez celui-là. Souvent tous ces symptômes ne se trouvaient pas réunis chez le même individu. Quoique la lecture des Tableaux que je présente plus loin montre qu'on est par-

venu à réussir dans des cas où la vie semblait avoir complètement abandonné le sujet, il ne faut pas cependant attendre
jusqu'à la dernière extrémité, parce que, selon Panum,
la secousse que produit la nutrition du système nerveux
chez les individus extrêmement affaiblis, peut présenter
de grands dangers. Si la substitution d'un sang étranger
dans un organisme est sans danger par elle-même, lorsqu'elle est faite par petites doses successives, cette innocuité diminue d'autant plus que l'affaiblissement a été
plus loin et que l'on cherche à ramener plus brusquement
les forces. Un tel degré d'affaiblissement et la secousse
imprimée au système nerveux diminuent de beaucoup
l'espoir d'une réussite.

Il arrive malheureusement trop souvent que le médecin,
appelé trop tard, n'accourt qu'après la cessation de l'hémorrhagie, et qu'il se trouve en face d'un cadavre qu'un souffle
de vie anime encore. Mais il ne doit pas se décourager;
il devra tenter l'opération, alors même qu'il lui semblera
qu'il n'est plus temps de la pratiquer encore; car la vie
n'est pas éteinte immédiatement par les hémorrhagies
même les plus intenses. Qu'il n'oublie pas, je le répète,
que la mort par hémorrhagie, c'est la mort par syncope;
que c'est par la syncope également que meurent les noyés
(et l'on sait que ceux-ci sont souvent ramenés à la vie
alors que pendant deux heures on avait cru à l'inutilité
des soins qui leur étaient donnés); qu'il se rappelle que
la vie peut rester quelque temps à l'état latent. Ainsi
Blundell[1] a ranimé un chien qu'il avait rendu exsangue et
qui était resté cinq minutes sans respirer. «Cette expérience,

---

[1] Annales des sciences, 1821.

dit M. Moncocq[1], prouve que la vie se maintient quelque temps encore à l'état latent, alors qu'elle ne se manifeste plus par aucune fonction, et que le système nerveux est apte à être impressionné de nouveau si on fait rentrer le sang dans le système circulatoire avant qu'il n'ait subi d'importantes modifications. »

Si l'hémorrhagie a lieu subitement, dit Branton Hicks[2], le système nerveux reçoit un tel ébranlement qu'il n'y a pas ou peu de réaction à attendre ; si la perte de sang s'est prolongée lentement, l'ébranlement n'est pas aussi grand, et le cas est moins grave. L'absence de pouls au poignet ne suffit pas pour faire croire que l'opération est inutile ; car on a vu des malades guéris rapidement, bien que chez eux on ait constaté pendant presque une heure une absence de pouls.

La quantité de sang perdu ne peut pas être prise pour guide, alors même qu'on a pu s'en assurer ; car la perte de sang varie selon les forces du malade et les conditions au milieu desquelles il se trouve placé.

Quant à la perte de la voix et à la résolution musculaire, on est souvent surpris de trouver la voix forte et des efforts énergiques jusqu'à la fin et qui, sans nul doute, hâtent la terminaison fatale. On ne doit pas non plus conserver grand espoir quand dès le début, il y a persistance de l'imperceptibilité du pouls.

---

[1] Moncocq ; thèse citée, pag. 23.

[2] *Guy's hospital reports*, 1869, pag. 2.

II.

DES EFFETS PRODUITS PAR LE SANG INJECTÉ.

A peine la transfusion a-t-elle été pratiquée, ou seulement quelques minutes après, que le tableau change immédiatement.

La personne malade semble sortir d'un long sommeil : elle recouvre la parole ; elle peut exécuter des mouvements, s'asseoir sur son lit, avaler quelques gorgées d'une boisson réconfortante qui lui est présentée. Elle dit avoir ressenti une sensation de chaleur partant du point où l'injection a été faite, se propageant dans la direction des vaisseaux, montant vers l'épaule et se dirigeant vers le cœur. La respiration, qui était irrégulière, embarrassée, devient plus calme et plus facile ; les téguments reprennent quelque peu de leur coloration normale ; les paupières s'ouvrent, et le regard plus intelligent se fixe avec étonnement sur les assistants ; la chaleur revient à la peau ; le pouls se fait de nouveau sentir, mais plus régulier et moins fréquent. La plupart des malades ne se souviennent pas de ce qui s'est passé antérieurement au moment où ils ont perdu connaissance.

Durant l'opération, quelquefois on remarque chez le malade des palpitations ; tantôt on dirait que le sujet est sur le point d'étouffer. Ceci tient, soit à ce qu'on ait injecté une trop grande quantité de sang, soit à ce que l'injection a été trop brusque. Quelques-uns éprouvent des tremblements dans les membres. D'autres, après l'opération, accusent une soif très-vive ou sont pris quelquefois de vomissements.

8

Le réveil des mouvements organiques, d'après MM. Devay et Desgranges (et l'observation qu'ils ont produite confirme cette opinion), suit immédiatement la transfusion opérée dans des cas de mort apparente ou de collapsus post-hémorrhagique.

III.

DU CHOIX DU VAISSEAU.

Toutes les veines sur lesquelles on pratique le phlébotomie pourraient à la rigueur servir pour la transfusion du sang. Généralement on a choisi les veines du pli du bras: tantôt la médiane céphalique, tantôt la médiane basilique, parce qu'elles paraissent réellement plus commodes que les autres. «On les prend à droite, à gauche, suivant que le volume ou l'apparence fait prévoir plus de facilité à découvrir l'une plutôt que l'autre. Ces veines, en effet, sont assez superficielles pour être disséquées à la faveur d'une plaie peu profonde, assez petite pour qu'on n'ait pas à craindre l'entrée do l'air, et qu'on puisse arrêter l'écoulement sanguin, comme après la saignée, assez volumineuses enfin pour permettre l'usage d'instruments d'un calibre suffisant [1].»

On exclut les veines des membres inférieurs, parce qu'elles sont trop éloignées du cœur. On peut cependant se demander si cette circonstance ne serait pas plutôt un avantage, car on pourrait peut-être introduire par cette région une très-grande quantité de sang dans l'organisme,

---

[1] Gazette médicale de Paris, 1852.

sans craindre une forte congestion subite dans le cœur. Ne pourrait-on pas non plus pratiquer l'injection dans la veine saphène interne, vers le lieu d'élection de la saignée du pied, dans le cas où cette veine serait plus visible que les veines du pli du bras ?

Les gaînes aponévrotiques qui maintiennent béantes les veines du cou et de l'aisselle, lorsqu'elles ont été incisées, rendent très-facile l'introduction de l'air. C'est pour cela qu'elles ont été réservées pour l'expérimentation sur les animaux. Dans les cas, très-rares à la vérité, où la jugulaire a été choisie pour pratiquer la transfusion sur l'homme, on a presque toujourc eu un accident mortel à déplorer (Jewel, Scott).

IV.

DES SOINS A DONNER.

1° *Pendant l'opération.* — Si le médecin a près de lui un aide intelligent, il le priera de l'avertir quand le pouls du malade commencera à battre de nouveau ; car ce sera pour lui un avertissement de ralentir l'injection.

Les chances de succès seront encore augmentées s'il peut, en même temps qu'il poussera l'injection, faire comprimer tour à tour les parois thoraciques du malade, de façon à établir une sorte de respiration artificielle. On a souvent, M. Brown-Séquard entre autres [1], obtenu de très-bons effets en employant simultanément ces mouvements aidés de l'insufflation pulmonaire.

Il est bien entendu que le bras sur lequel on pratiquera

---

[1] Brown-Séquard ; Journal de physiol., 1858, pag. 667.

la transfusion sera solidement maintenu pour que ces mouvements ne fassent pas sortir la canule de l'instrument engagée dans le vaisseau.

2° *Après l'opération.* — Une fois la transfusion pratiquée, les soins du chirurgien ne doivent pas se borner là, car la transfusion n'a fait que réveiller la vie prête à s'éteindre; par une action locale, passagère, elle a permis de gagner du temps.

La réaction qu'on voulait produire est obtenue, mais il faut la prolonger, la soutenir. L'organisme surexcité un instant peut retomber de nouveau dans un état de prostration et de stupeur, si on ne vient pas à son secours, si on ne l'aide pas à réparer ses pertes, à soutenir ses forces. Le médecin fera donc donner aux malades des boissons chaudes et stimulantes; il ordonnera des frictions sèches, des toniques qui lui paraîtront utiles selon les circonstances, etc.

Quand il ne survient pas d'accident indépendant de la transfusion, et que rien n'est venu entraver l'opération, la guérison est assez rapide. On a vu des malades au bout de quinze ou vingt jours reprendre leurs occupations habituelles.

V.

DES ACCIDENTS QUI PEUVENT DÉPENDRE DE LA TRANSFUSION.

Quoique l'observation ait démontré qu'on avait beaucoup exagéré les dangers auxquels l'opération de la transfusion pouvait donner lieu, il faut cependant convenir que, faute de précautions et souvent malgré des précautions dont il cherchait à s'entourer, le médecin pouvait redouter certains accidents dont l'arrivée subite compromettait le succès de l'opération.

Nous mentionnerons les suivants :

A. PENDANT L'OPÉRATION.

1° *La coagulation du sang*. — Outre que la coagulation du sang empêche ce liquide de pénétrer dans les vaisseaux, elle peut encore donner lieu à la formation d'embolies, dont les conséquences redoutables n'ont pas besoin d'être rappelées ici.

J'ai assez insisté, dans la *troisième partie* de ce travail, sur les moyens de prévenir la coagulation du sang, pour qu'il soit utile d'y revenir.

En parcourant les Tableaux qui vont suivre, on pourra se convaincre que cet accident a été bien moins fréquent qu'on ne l'a dit.

2° *La pénétration de l'air*. — C'est l'accident qu'on doit le plus redouter, et on ne fera jamais assez pour tâcher de l'éviter ; car on sait avec quelle rapidité et quelle violence des symptômes funestes se manifestent quand l'air pénètre dans le cœur (Denys, Jewel, Scott). C'est un malheur qui peut arriver au chirurgien le plus expérimenté, puisqu'il est arrivé à Dupuytren.

L'air peut être introduit avec le sang, si l'on n'a pas pris la précaution de faire le vide aussi parfait que possible dans la seringue ou dans le corps de pompe d'un transfuseur quelconque. Il peut y pénétrer de lui-même, par le seul fait de l'ouverture de la veine, surtout si celle-ci, par ses rapports anatomiques, reste béante après avoir été incisée : c'est ce qui arrive pour les veines du cou ; aussi on devra éviter de pratiquer sur elles l'opération.

Mais l'air peut aussi pénétrer par l'incision faite aux veines du bras. Pour l'empêcher, on a soin, avant d'ouvrir ces vaisseaux préalablement disséqués, de pratiquer une ligature peu serrée au-dessus du point où l'on veut faire l'incision, afin de pouvoir introduire dans le vàisseau la canule de la seringue ou l'extrémité effilée d'un transfuseur au niveau même du point de la veine compris dans le nœud de la ligature ; un aide serre alors le nœud de la ligature, qui applique exactement les parois du vaisseau sur la canule, de façon à ce que l'air ne puisse passer entre elles.

Si, malgré toutes les précautions prises, la malade éprouvait durant l'injection un mouvement convulsif général, une torsion des muscles de la face, comme il est arrivé sans résultat funeste aux malades de M. Soden et de M. Dutems, il faudrait arrêter l'injection instantanément et attendre que ces accidents soient dissipés, s'ils n'amènent pas la mort. Mais, d'après les expériences de Blundell, de Magendie, de Nysten, d'Amussat, il est certain qu'une petite quantité d'air injectée dans les vaisseaux peut être supportée sans apporter des troubles durables.

Comme cette question est un point important de l'étude de la transfusion, on ne trouvera pas étonnant que je m'y arrête un instant. Je ne puis mieux faire que de reproduire les conclusions suivantes du travail important de M. Oré sur l'introduction de l'air dans les vaisseaux.

« 1° L'air introduit dans les vaisseaux d'un animal peut être supporté si la dose est faible. Si l'animal est d'une taille moyenne (chien) et que la dose ne dépasse pas 50 centimètres cubes, elle sera supportée sans déterminer d'accidents. Il est dès-lors permis de supposer que cette tolérance, constatée chez des chiens, doit à plus forte raison exister chez l'homme. Cette complication ne sera donc pas à redouter pendant la transfusion, car la seringue qu'on emploie pour la pratiquer[1] est trop parfaite dans son mécanisme pour permettre jamais à une aussi grande quantité d'air de pénétrer dans l'appareil circulatoire.

» 2° Si la dose d'air introduit s'élève, au contraire, au-dessus de 60, 80, 100 centimètres cubes, elle entraînera la mort après deux ou trois minutes.

» 3° L'air, en entrant dans les vaisseaux, occasionne la distension des cavités droites du cœur, et frappe d'immobilité les fibres musculaires des parois du ventricule droit. Les contractions persistent au contraire, quoique affaiblies, dans les parois des cavités gauches et un peu dans l'oreillette droite, malgré la distension de cette dernière.

» 4° La distension du cœur pulmonaire et l'interruption de la circulation pulmonaire ne sont pas les seules causes de la mort, ainsi que le pensent Nysten, Amussat, et avec eux la plupart des physiologistes et des chirurgiens; car des gaz (azote, hydrogène, oxygène, acide carbonique) peuvent être introduits dans les veines en quantité égale et même supérieure à celle de l'air qui tue les animaux sans amener la mort. Or, tout en tenant compte de leur

---

[1] M. Oré veut parler de la seringue dessinée dans la Planche qui se trouve à la fin de ce travail (*fig.* 1)

degré de solubilité dans le sang, mes expériences m'autorisent à penser qu'ils doivent distendre le cœur : donc, la distension ne suffit pas pour expliquer la mort.

»5° L'air a une action sédative sur la fibre musculaire du cœur, et détermine la paralysie plus ou moins complète du ventricule droit. L'immobilité des fibres musculaires du cœur dépend de la distension mécanique des cavités droites et de l'action sédative de l'air ; car il suffit de ponctionner la paroi du ventricule et de donner une issue à une partie du gaz qu'il renferme, pour voir reparaître immédiatement les mouvements de ses parois.

»6° L'action sédative paralysante de l'air étant admise, le raisonnement me conduisait à penser qu'en lui opposant une force excitatrice, une stimulation énergique, locale ou générale, je pourrais peut-être la neutraliser, et empêcher les conséquences funestes que détermine la présence de ce gaz.

«7° L'excitation des pneumo-gastriques vers la partie moyenne du cou à l'aide des courants électriques, empêche la mort.

Il n'est pas indispensable d'électriser directement le tronc du nerf ; il suffit, en effet, de placer un des conducteurs sur la gaîne qui le renferme, dans son voisinage ou même dans la bouche de l'animal, et l'autre dans une plaie faite à la paroi thoracique.

«8° Cette manière de procéder détermine une dilatation des parois thoraciques qui entraîne la dilatation des poumons. Or, si l'inspiration suffit pour attirer dans le cœur l'air atmosphérique, par une ouverture faite à une des veines profondes du cou ou de l'aisselle, il est rationnel d'admettre que la dilatation forcée des parois, et par suite des poumons, par l'action des courants, permet à ces or- ganes de débarrasser le cœur d'une partie de l'air qu'il renferme ; qu'enfin, ils agissent comme une pompe as- pirante[1].»

Les recherches intéressantes de M. Oré, et leurs heu- reux résultats, sont certainement de nature à calmer les préoccupations du chirurgien qui pratique une opération sur le cou ou dans l'aisselle. C'est la première fois que cette application de l'électricité a été signalée. Mais si le physiologiste est redevable à M. Oré d'un moyen nouveau et ingénieux, qui peut l'aider dans les travaux de son la- boratoire et lui faciliter peut-être d'autres découvertes, je crois que le médecin praticien ne peut en retirer que peu de profit, à moins qu'il ne connaisse le jour et l'heure aux- quels il doit pratiquer une opération, et qu'il n'ait eu le temps de tout disposer autour de lui pour le moment cri- tique. Mais les opérations de transfusion du sang ne se pratiquent pas seulement dans les amphithéatres ana- tomiques ou dans les hôpitaux, alors que le chirurgien a tous les appareils sous la main, disposés d'avance et prêts à fonctionner ; supposez (et c'est le cas le plus général) un médecin appelé la nuit, par exemple, au loin, pour terminer un accouchement laborieux : il ne peut pas savoir d'avance s'il aura besoin de pratiquer la transfusion, ni dans quelles conditions de milieu il sera placé, si cette opération devient nécessaire. Faudra-t-il qu'il emporte chaque fois avec lui un appareil donnant de l'électricité ?

Mais il n'est pas moins vrai que M. Oré a doté la science d'un fait important qui a été apprécié, et qui indique le

[1] Oré *op. cit.*, pag. 153 et suiv.

commencement d'une ère de perfectionnement dans l'histoire de la transfusion du sang.

En résumé, il devient évident que la crainte de la pénétration de l'air n'est pas telle qu'elle doive empêcher les praticiens, même les moins inexpérimentés, de tenter la transfusion. On voit du reste, en consultant les Tableaux, combien cette crainte a été exagérée à tort jusqu'à présent, et combien sont peu nombreux les cas de mort dus à la pénétration de l'air.

3° Quelquefois, pendant l'opération le malade présente des symptômes d'*asphyxie*, ou bien éprouve une crise nerveuse. Cela tient à l'injection d'une trop grande quantité de sang, ou à ce qu'elle a été faite trop brusquement. Je ne saurais donc jamais assez répéter de pousser l'injection lentement et par petits coups successifs.

B. Après l'opération.

La *phlébite* a été longtemps regardée, mais injustement, par M. Cazeaux notamment, comme un des accidents presque inséparables de l'opération de la transfusion. On tend heureusement aujourd'hui à revenir sur ce préjugé. En parcourant les Tableaux, on peut se convaincre que, si elle s'est montrée parfois à la suite de la transfusion, elle a du moins été très-légère, et qu'elle a très-rarement abouti à un résultat fâcheux. La crainte d'une phlébite ne peut effrayer, car elle ne saurait être mise en parallèle avec l'indication pressante qu'entraîne l'opération de la transfusion. Pourquoi aurait-on besoin de plus la redouter ici que dans la phlébotomie ou l'opération du varicocèle ? Dans la majorité des cas, la cicatrisation de la plaie faite à la veine incisée s'est terminée d'une manière régulière, même dans le cas rapporté par M. Martin, et dans lequel la veine fut dénudée dans l'étendue d'un pouce. « Ce fait, dit M. Jaccoud, paraît bien propre à démontrer, même aux plus incrédules, ce qu'il faut penser de la prétendue irritabilité de la membrane interne des veines. N'est-il pas temps de réduire à son étendue réelle le domaine quelque peu fantastique de l'endophlébite primitive ? N'y a t-il pas dans ce fait (et l'on pourrait en citer d'autres non moins significatifs) la confirmation clinique des expériences si précises de Virchow ? »

Selon le professeur Velpeau, il n'y a pas d'amputation de plaie sans phlébite des veines divisées : mais rien de moins grave que la phlébite adhésive.

Dans tous les cas, des applications bien faites avec de l'eau froide, avec une solution astringente, peuvent prévenir l'apparition d'une phlébite. Si elle survient, elle n'exige pas d'autre traitement que celui qu'on emploie contre la phlébite qui arrive à la suite d'une simple saignée.

CHAPITRE II

Manuel opératoire.

I.

DE LA TRANSFUSION IMMÉDIATE.

La transfusion *immédiate* a pour but de faire passer immédiatement, instantanément, des vaisseaux d'un individu dans ceux d'un autre individu, du sang naturel, renfermant tous ses principes et soustrait complètement à l'influence de l'air atmosphérique.

A. SANG FOURNI PAR LES VEINES.

L'appareil *type* serait un tube qui relierait la veine du malade à celle du sujet qui donnerait son sang. Mais la force d'impulsion que possède le sang sortant de la veine de ce dernier, n'est pas assez grande pour permettre au fluide sanguin de pénétrer bien en avant dans la veine du malade, et d'arriver jusqu'au cœur. D'un autre côté, il faudrait que le sang veineux pût encore, comme le sang artériel, pénétrer successivement et par ondées sanguines. C'est pour remplacer ces qualités que l'on a proposé divers appareils, qui ne sont. en définitive, qu'un tube plus ou moins modifié.

Je n'entreprendrai pas de décrire tous les appareils qui ont été présentés. ils sont trop nombreux; je laisserai de côté ceux qui ont été abandonnés [1], pour ne parler que de ceux qui sont restés dans la pratique.

1. Appareils de MM. Mathieu [2], Aveling [3], Rouget [4], Oré [5].

Ces appareils sont constitués, d'une manière générale, par un réservoir, une sphère en caoutchouc à laquelle viennent aboutir deux tubes, l'un destiné à être introduit dans la veine de celui qui donne son sang, l'autre dans la veine du malade. A l'endroit où chaque tube vient aboutir à la poche commune, il y a une soupape fonctionnant en sens inverse dans chacun des tubes. On fait le vide en pressant avec la main, et lorsque la sphère est pleine de sang, on presse et on relâche alternativement, de manière à simuler les mouvements de diastole et de systole du cœur. Le sang, ainsi pressé, s'échappe en soulevant une des soupapes, tandis qu'il applique au contraire l'autre, qui s'ouvre en sens opposé, contre l'orifice interne du tube.

2. Appareil de M. Moncocq (de Caen),

Au moyen de cet appareil, auquel il a donné le nom d'hématophore, M. Moncocq s'est proposé de mettre en rapport, par un courant non interrompu, un sujet pléthorique destiné à fournir le sang, et un sujet anémique destiné à le recevoir.

La partie moyenne de cet instrument à circulation in-

---

[1] Blundell, Sotteau, Bougard, etc.

[2] Gazette des hôpitaux, 1853, pag. 480.

[3] *Obstetrical Society of London*, 1er juin 1864.

[4] Leçons orales, février 1865 ; et Mignonnat, thèse citée,

[5] Oré; Thèse pour le doctorat ès-sciences naturelles. Bordeaux, 1865, pag. 25.

termédiaire, est un petit cylindre en verre gradué, jouant le rôle d'un ventricule artificiel dans lequel un piston plein forme la systole et la diastole, par ses mouvements alternatifs d'élévation et de descente.

Deux petites valvules très-sensibles, placées en sens inverse à la partie inférieure du ventricule artificiel, servent à diriger le courant sanguin. A ces valvules vient aboutir un tube capillaire en caoutchouc, long de 15 à 20 centimètres. Chaque tube capillaire est terminé par une aiguille courbe en argent, canaliculée, et portant sur sa partie convexe, à 45 millimètres de sa pointe, une ouverture qui termine le canal dont elle est percée.

Le sang dans les vaisseaux étant parfaitemement liquide, si son contact instantané avec un tube inorganisé ne le coagulait pas, il devrait traverser l'appareil, conformément aux lois physiques des liquides ordinaires.

Or, voici comment, dans la pensée de M. Moncocq, devait fonctionner l'hématophore : Étant donnés deux animaux immobilisés pour la transfusion, on pique avec une aiguille la veine de l'animal qui doit recevoir le sang, de façon que l'ouverture du canal qu'elle porte à sa face convexe, après avoir traversé la veine en deux points, ressorte au dehors.

Avec l'autre aiguille on pique de même la veine de l'animal qui doit donner le sang, avec cette différence que l'ouverture de l'aiguille se trouve dans le centre même de la veine, et plonge dans le courant sanguin.

Les deux aiguilles étant ainsi disposées, si l'on fait la diastole dans le cylindre, en élevant le piston qui parcourt son intérieur, le premier effet du vide que l'on pratique, est d'ouvrir de dehors en dedans la soupape placée à l'entrée du tube dont l'extrémité effilée reçoit le sang de l'animal sain ; cette soupape est pressée d'abord par quelques bulles d'air contenues dans ce tube, et aussitôt par le sang qui afflue de ce tube.

Si on fait ensuite la systole en baissant le piston, on chasse le sang et l'air du ventricule dans le tube qui doit pénétrer dans la veine de l'animal malade, et le tout sort par l'ouverture de la seconde aiguille placée à l'extrémité de ce tube. Dès-lors tout l'air est chassé de l'appareil, et en ramenant l'ouverture de cette seconde aiguille dans le centre de la veine qui doit recevoir le sang, le courant est établi, et il ne reste qu'à faire fonctionner le ventricule, dont chaque systole chasse une ondée sanguine proportionnelle au mouvement que l'on imprime au piston, ondée sanguine que l'on peut évaluer par la graduation en grammes du cylindre de cristal. Le piston se meut au moyen d'une roue dentée [1].

Cet appareil est fort ingénieux et assez facile à manier.

3. Appareil de M. Roussel (de Genève).

M. Roussel a présenté, en 1865, un appareil qui repose sur deux idées nouvelles : 1° entourer la prise du sang d'un manchon vide d'air et imperméable à l'air ; 2° faire la saignée sous l'eau, chasser le sang dans un canal plein d'eau et vide d'air, reliant directement et hermétiquement la veine qui donne à celle qui reçoit.

Cet appareil est moins simple que les précédents : il est composé de plusieurs parties, ce qui rend son application plus difficile. Mais il est très-ingénieux, et évite plusieurs inconvénients que présentent les appareils précédents.

[1] Moncocq, thèse citée, pag. 45.

B. Sang tiré des capillaires.

Appareil du Dr Gesellius Münx.

M. Gesellius (de Saint-Pétersbourg) présente un nouvel appareil à l'aide duquel il peut opérer la transfusion du sang extrait des capillaires. Le sang est expiré sur un homme sain par une sorte de ventouse scarifiante et injecté dans la veine du malade [1].

Je regrette de ne pas donner une description plus complète de cet appareil: je n'ai pu me procurer l'ouvrage de M. Gesellius [2]. Mais il est à craindre que pour expirer le sang, une simple scarification ne suffise pas; il est probablement indispensable de pénétrer profondément dans les tissus, pour pouvoir obtenir une certaine quantité de sang. Et puis, indépendamment de la lenteur exigée par cette manière d'opérer, on peut se demander si la force d'impulsion du sang sortant des capillaires est assez grande pour permettre à ce liquide de pénétrer jusqu'au cœur du sujet exsangue.

II.

DE LA TRANSFUSION MÉDIATE.

La transfusion *médiate* est celle qui a presque toujours été pratiquée sur l'homme. Évidemment on doit lui préférer la transfusion *immédiate*. Et si cette dernière n'a

[1] Gazette hebdomadaire de méd. et de chir., 1869, pag. 45.

[2] *Capillar Blut undefibrinirtes zur Transfusion.* Saint-Pétersbourg, par le Dr Gesellius Münx.

pas été pratiquée plus souvent, c'est qu'on n'a pas eu sous la main un appareil nécessaire.

Mais la transfusion médiate compte trop de succés pour qu'on doive la considérer comme moins utile. Au contraire, c'est surtout à l'étude de la transfusion *médiate* qu'il faut s'attacher, parce que les instruments nécessaires pour la pratiquer sont moins dificiles à se procurer.

L'appareil qui a généralement servi à ceux qui ont pratiqué la transfusion médiate, est la seringue. Depuis quelques années seulement, on l'a pratiquée *quelquefois* avec l'appareil de M. Mathieu.

1. Appareil de M. MATHIEU (*fig.* 3).

Cet appareil, présenté à l'Académie par M. Mathieu [1], se compose d'un corps de pompe renversé, surmonté d'un entonnoir A ; à la partie inférieure le piston, perforé dans toute sa longueur, communique à un tube élastique E portant à son extrémité un petit ajustage F, destiné à pénétrer dans la canule du petit trocart G, qui est préalablement placé dans la veine.

Le jeu de cet appareil est facile à comprendre : le sang fourni est reçu dans l'entonnoir ; en faisant mouvoir le piston au moyen de la clef B, il est chassé dans le corps de pompe et passe naturellement par la tige creuse du piston, pour arriver dans la canule F et dans la veine de celui qui le reçoit.

La pénétration de l'air est impossible ; le sang passe très-vite dans la veine du malade ; il est très-peu de temps

---

[1] Gazette des hôpitaux, novembre 1866.

en contact avec l'air. En résumé, ce n'est qu'une modification de l'hématophore de M. Moncocq.

2. De la seringue.

Tous les appareils que nous venons de passer en revue, quelque excellents qu'ils puissent paraître, ont un immense défaut, celui d'être trop peu répandus.

Tant que l'on pourra croire qu'il faut un appareil spécial, compliqué, difficile à manier, peu facile à se procurer, la transfusion ne deviendra jamais une opération pratique. Il faut un instrument qui soit d'un usage répandu, dont le jeu soit connu de tous. Quel instrument réalise mieux toutes ces conditions, si ce n'est la seringue? Le médecin ignore le moment où il sera appelé à pratiquer une opération de transfusion. Il est loin de chez lui, ou bien il ne possède pas de transfuseur dans son arsenal chirurgical (le cas n'est pas rare). Que fera-t-il? Pressé par les circonstances, il cherchera quelque instrument qui puisse remplacer ceux absents. Il est peu de familles qui ne possèdent pas une seringue. Si, par hasard, cet instrument faisait défaut dans la maison du malade, il y a toujours, dans ces cas, un ami, un parent, un voisin au chevet du moribond, et qui peut s'en procurer une facilement et promptement.

La majorité des opérations de transfusion n'a-t-elle pas été pratiquée avec cet instrument? Eh bien ! « à un point de vue tout pratique, on peut donner aux accoucheurs le conseil prudent d'avoir dans leur trousse « d'en cas » une seringue à injection ou à hydrocèle, graduée, toujours propre et en état. Dans combien de cas l'idée de l'opération ne serait-elle pas écartée par cette seule circonstance que les appareils considérés comme nécessaires ne seraient pas tout prêts sous la main ! Or, on a vu dans l'observation de M. Marmonier, dans celle de MM. Devay et Desgranges, que la seule chose nécessaire est, en somme, une seringue propre [1]. »

« La seringue, par sa profondeur, ne laisse le sang au contact de l'air que sur une surface peu étendue, et aussitôt que le piston est placé et l'air intérieur chassé, le sang est parfaitement isolé de l'atmosphère [2]. »

Enfin, le petit volume de l'instrument, la facilité de le plonger dans un vase rempli d'eau froide, de l'envelopper de compresses qui le refroidissent, tout concourt à faire considérer la seringue comme un instrument d'un usage très-commode, et rachetant par des avantages spéciaux les inconvénients qu'on peut lui attribuer.

Mode opératoire. — Les instruments nécessaires se trouvent dans la trousse du chirurgien ; ce sont : un bistouri à tranchant convexe, une lancette et une pince à disséquer. Outre la seringue, il faudra avoir soin de faire porter près de soi du fil, des compresses, un cordon à saigner, un vase vide (pour y recevoir le sang, si l'on ne peut faire autrement), un vase rempli d'eau froide (soit pour y plonger l'instrument, soit pour pouvoir parer aussitôt aux inconvénients d'une syncope chez la personne que l'on saignera). L'opérateur calmera avec beaucoup de douceur les craintes injustes que cette dernière pourrait concevoir sur le rôle qu'elle va jouer dans cet instant délicat.

[1] Gazette médicale de Paris, 1857, pag. 817.
[2] Gazette médicale de Paris, 1852.

On commence par faire gonfler les veines du bras du malade à l'aide d'une ligature à phlébotomie (précaution qui n'aboutit pas souvent à ce résultat désiré, mais qui a toujours pour effet de rendre moins mobile la peau du pli du bras sur laquelle on va porter une incision). Le chirurgien cherche ensuite dans le pli du coude du malade la veine la plus grosse et la plus convenable pour l'injection, savoir : la céphalique médiane, ou bien la cubitale superficielle, ou bien enfin la radiale, ou même la basilique. Il pratique avec le bistouri une incision de 2 centimètres de longueur sur la peau, dans la direction de la veine. On met cette dernière à découvert, on l'iscle, on la dissèque dans la même étendue, et on la soulève avec une anse de fil. De cette manière on l'aplatit et on y interrompt la circulation. Le retour du sang par le bout inférieur peut aussi être empêché, en faisant comprimer la veine par un aide au-dessous de l'endroit où l'on a disséqué.

On incise alors la veine dans une étendue de 3 ou 4 millimètres, étendue variant du reste avec la grosseur du bec de la seringue. Cette incision peut être faite avec la lancette ou à l'aide du bistouri. Dans un autre cas, on saisit avec une pince la paroi superficielle de la veine, au-dessus de l'anse de fil qui la soulève, et on divise avec des ciseaux le vaisseau dans la moitié de sa circonférence. Cette incison est faite dans une direction oblique, de manière à former un petit lambeau en V, dont le sommet est dirigé vers l'extrémite périphérique des vaisseaux.

On introduit de bas en haut, par l'incision ou en l'insinuant au-dessous du petit lambeau de la paroi veineuse, une petite canule, si votre trousse en renferme une, et on l'enfonce d'une quantité suffisante pour que la paroi veineuse, s'appliquant exactement sur sa surface, puisse opposer un obstacle au reflux du liquide injecté. On ôte alors le lac constricteur du bras du malade, et on confie les choses ainsi préparées à un aide. La canule peut être fixée par un fil.

On pratique alors la saignée à la personne qui s'y prête, et on reçoit le sang dans un vase, et mieux directement dans la seringue. Lorsque celle-ci est à peu près remplie, on fait arrêter momentanément la saignée (le sujet sera assis afin de prévenir une syncope). On place verticalement la seringue, et on presse le piston de façon qu'il sorte un premier jet de sang ; l'air contenu dans la seringue sera expulsé, et on procède immédiatement à l'injection.

On introduit également de bas en haut le bec de la seringue dans la canule, ou s'il n'y en a pas, dans l'incision même de la veine, en ayant soin de faire fixer les parois du vaisseau sur l'extrémité de la seringue à l'aide de l'anse du fil qui passe au-dessous de la veine.

Toute l'opération doit être faite très-rapidement, mais il faut apporter une lenteur extrême dans la pression du piston : l'injection sera faite par petits coups successifs.

Il est bon de tenir le bras élevé pendant l'opération, de faire exercer quelques frictions ascendantes sur le membre, si on le juge nécessaire.

Si l'on croit devoir faire une seconde injection, il ne faut pas trop se presser ; il faut que le cœur ait, pour ainsi dire, digéré le sang de la première.

L'opération terminée, on pansera la plaie par première intention.

Avant de terminer, je crois devoir faire connaître deux modifications qui ont été apportées à la seringue ordinaire.

a. Modification apportée par M. ORÉ (*fig.* 2).

Au bout de cinq minutes le sang se coagule hors des vaisseaux, mais il ne se prend pas en masse immédiatement : de petits caillots fibrineux, très-petits, commencent d'abord à se former. Dans la crainte d'injecter ces petits caillots, si l'opération durait une ou deux minutes de plus qu'on ne l'avait prévu, M. Oré a proposé de placer dans la partie évasée de la canule un cadre circulaire (*fig.* 2) aplati, en acier, sur lequel est tendue une toile métallique dont le réseau, à mailles fortement serrées, doit retenir les petits caillots et laisser passer seulement la partie du sang restée liquide.

A l'aide de cette modification, M. Oré a tenté des expériences qui ont été couronnées d'un plein succès.

b. Modification apportée par M. PAJOT (*fig.* 1).

C'est une seringue dont le corps de pompe est en cristal très-fort de parois. Les deux extrémités sont en métal et reliées entre elles par deux tringles latérales au corps de pompe, munies d'une graduation qui donne la mesure du liquide contenu. A la partie inférieure de l'instrument est un entonnoir A, sur un collet à frottement qui communique avec l'intérieur de la pompe. Un trou B, disposé de la même manière, est destiné à laisser une sortie libre à l'air, lorsque le sang du sujet qui le fournit pénètre dans la seringue par l'entonnoir. Aussitôt que l'instrument est chargé, on fait exécuter un petit mouvement de rotation au collet, et les deux communications A, B, sont interceptées ; on pousse alors le piston, comme plus haut, pour purger d'air l'instrument ; puis aussitôt on place la canule dans le petit tube en ivoire C, qu'on a préalablement placé dans la veine D et qui sert de conducteur au liquide injecté.

De tout ce qui précède, nous croyons être en droit de conclure, à un point de vue tout pratique seulement, que :

1° L'opération de la transfusion n'est pas bien difficile à pratiquer ; qu'elle n'exige pas d'appareil spécial.

2° Que les dangers de cette opération pour le malade sont moindres qu'on ne l'a cru généralement.

3° Qu'il n'est pas nécessaire de chauffer le sang que l'on veut injecter.

4° Que 150 ou 200 grammes suffisent la plupart du temps.

5° Qu'il n'est pas indispensable de défibriner le sang.

6° Que cette opération n'est qu'un moyen extrême, réservé surtout pour combattre le collapsus post-hémorrhagique.

FIN.

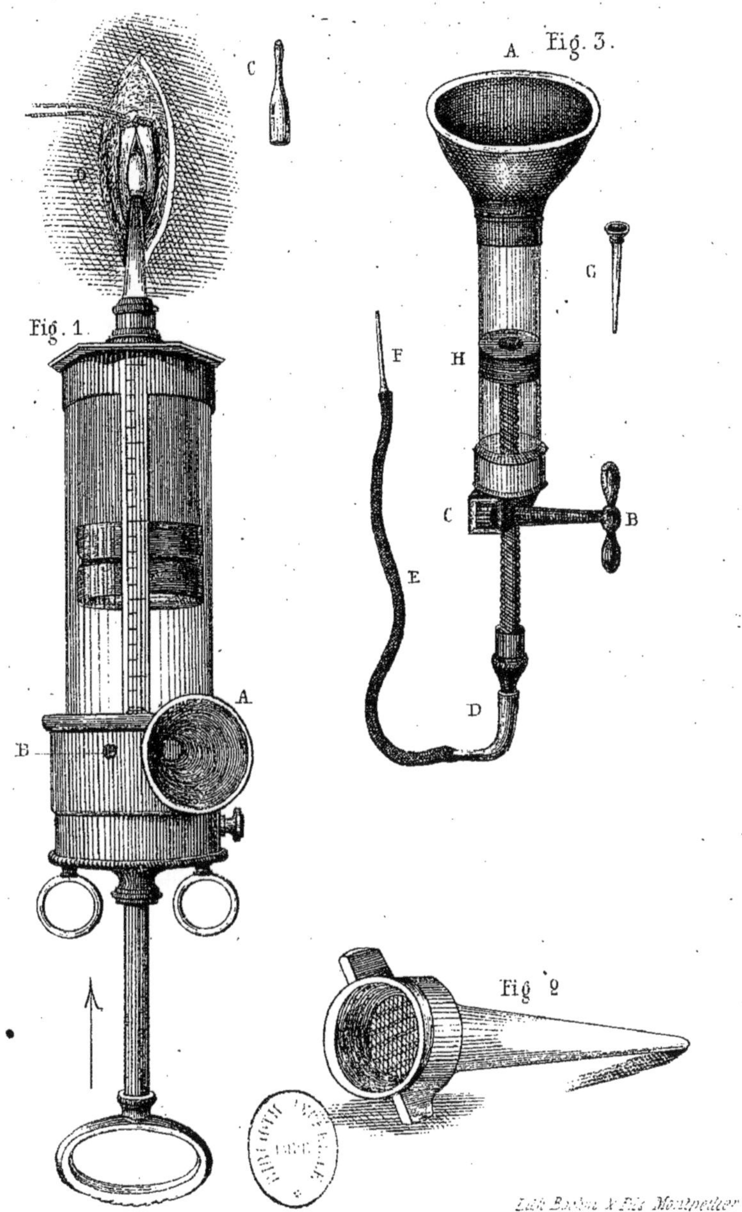
C
A Fig. 3.
Fig. 1
G
F
H
A
B
E
C
B
D
Fig. 2
Lith. Boehm & Fils Montpellier

TABLEAUX

TRANSFUSIONS PRATIQUÉES

1° Contre les Métror

N° d'ordre.	Année.	Opérateur.	Indications pathologiques.
1	1819	Blundell.	Hém. pendant l'accouch. : la respiration avait cessé depuis 5 minutes.
2	1820	Blundell.	Après la délivrance : respiration stertoreuse.
3	1825	Blundell et Doubleday	Après la délivrance : regard vague, pouls insensible.
4	1825	Blundell et Uwins.	Après la délivrance : faiblesse considérable, pouls à 140.
5	1825	Blundell et Waller.	Après la délivrance : signes apparents de la mort, syncope.
6	1825	Brigham.	Après la délivrance : froideur cadavérique.
7	1825	Blundell et Doubleday	Après la délivrance : rétention du placenta, collapsus profond.
8	1826	Doubleday.	Après l'accouchement.
9	1826	Waller et Doubleday.	Après l'accouchement : vomissements incoërcibles durant depuis trois semaines.
10	1826	Ralph.	Avortem. au 3e mois : hémorrh. durant depuis 10 h., anéantissement profond.
11	1826	Georges Jewel.	Après l'accouch. : pendant l'injection, la malade eut des nausées et tournait brusquement le col.
12	1827	Barton-Brown.	Après l'accouchement : insensibilité et dilatation des pupilles.
13	1827	Douglas Fox.	Avant l'expulsion du placenta : collapsus profond.
14	1827	Waller.	Après l'accouchement : déglutition impossible, pouls imperceptible.
15	1828	Clément.	Avortement au 6e mois : prostration extrême.
16	1828	Howel, Ravis, Doubl.	Avant l'accouch. : pouls insensible.

rhagies puerpérales.

Manuel opératoire.	Résult.	Réflexions.	Sources.
Inject. de 480 gr. de sang pris sur deux hommes.	Mort.	— —	Rech. physiol., 1824, p. 136.
Inj. de 100 à 120 gr. de sang pris sur une femme.	Mort.	— —	Transact. med. chir., t. XXXV, p. 428.
Inject. de 420 gr. en 6 ou 7 fois.	Guéris.	Aucun accident consécutif.	The Lanc., 1825
Inject. de 180 gr. de sang pris sur deux hommes.	Guéris.	Transf. faite 4 h. après la cessat. de l'hém., légère phlébite.	Lancet, 1825, t. IX, pag. 205.
Inject. de 180 gr. de sang reçu dans un verre.	Guéris.	Transf. faite 2 h. après la cessat. de l'hém., légère phlébite.	Journ. d'Edimbourg, 1826, p. 353.
Inject. de 300 à 360 gr. avec une seringue.	Guéris.	— —	Rev. méd.-chir., 1826, t. IX.
Inject. de 10 onces de sang reçu dans un verre, et faite avec une seringue.	Guéris.	Légère phlébite.	Arch. de méd., 1re sér., t. IX, p. 566.
— — —	Mort.	— —	The Lanc., t. IX, p. 782.
Inject. de 50 à 60 gr. pris sur un homme robuste et sur un enfant de 14 ans.	Guéris.	— —	The Lanc., t. XII, p. 290.
Inject. de 120 gr.	Guéris.	Transf. faite 10 h. apr. la cessation de l'hém.	Lancet, 29 mai 1826.
Inject. de 120 gr. de sang par la veine jugulaire.	Mort.	L'autopsie démontre l'existence de bulles d'air dans le cœur.	London medic. and physiol., 1826.
Inject. de 50 à 60 gr.	Guéris.	— —	Edimb. med. and surgic. Journ., avril 1828.
Inject. de 120 gr.	Guéris.	— —	Lond. med. and phys., juin 1827
Inject. de 240 gr.	Guéris.	Maux de têtes et phénomènes hystériformes consécutifs.	Dissertat. sur la transf. du sang. Erl., 1832, p. 27
Inject. de 400 gr. dans les deux veines médianes.	Guéris.	— —	Lancet, 2 févr. 1828.
Inject. de 400 gr.	Guéris.	— —	Lancet, 9 févr. 1828.

N° d'ordre.	Année.	Opérateur.	Indications pathologiques.
17	1828	Klett et Schraegle.	Hémorrh. au 3ᵉ mois : résolution générale.
18	1828	Klett.	Après l'accouchement : affaissement profond.
19	1829	Blundell, Davis, Pointer et Lambert.	Après la délivrance : froideur générale.
20	1829	Savy.	Au 3ᵉ mois de la grossesse : signes d'une mort prochaine.
21	1829	Goudin.	Au 3ᵉ mois de la grossesse : syncopes répétées, froid glacial.
22	1829	Bird.	Avant l'accouchem. : placenta prævia, collapsus.
23	1830	—	Au 3ᵉ mois.
24	1830	Kilian.	Après l'accouchement.
25	1830	Ingleby.	Après la délivrance : respiration stertoreuse.
26	1831	Kilian.	Pendant l'accouchem. : faiblesse considérable.
27	1831	Kilian.	Après l'accouch. : prostration devenant de plus en plus grave.
28	1831	Les internes de l'Hôt.-Dieu.	Pendant l'accouchement : anéantissement complet.
29	1832	Crosse.	Hém. se renouvelant depuis trois semaines : refroidissement général.
30	1833	Banner.	A la suite d'un avortement : la malade semblait privée de tout sentiment.
31	1833	Schneemann.	Avant la délivrance : signes d'une mort prochaine.
32	1833	Höring.	Après l'accouchement : collapsus.
33	1833	Bickersteth.	Au 8ᵉ mois : mort imminente.

Manuel opératoire.	Résult.	Réflexions.	Sources.
Inject. de 60 gr.	Guéris.	L'hém. qui durait dep. 18 h., cessa aussitôt après la transfusion.	Gazet. médicale, 1834, p. 744.
Inject. de 75 à 90 gr.	Guéris.	— —	Arch. génér. de méd., 2e sér., t. VI, p. 117.
Inject. de 240 gr.	Guéris.	— —	The Lanc., 1829
Inj. de 60 gr. de sang pris à une femme, et faite avec une seringue en étain.	Guéris.	— —	J. univ. des sc. méd., t. LVII, p. 153.
Inject. de 120 gr. pris à une fille robuste.	Guéris.	— —	J. des progrès, 2e s., t. II, p. 236
Inject. de 120 gr.	Guéris.	— —	Rec. de méd. et de chir. de Midlane, 1830.
— — —	Guéris.	— —	J. univ., 1830.
Inj. de 60 à 75 gr. de sang pris sur une femme, et faite avec une sering. métalliq.	Guéris.	— —	Diss. de transfusione sang., par Schiltz, p. 18; 1852.
Inj. de 120 gr. six heures après la délivrance.	Guéris.	— —	*Id.*
Inject. de 60 gr. faite avec une seringue métallique.	Guéris.	— —	*Id.*
Inj. de 90 gr. de sang pris sur une femme.	Guéris.	— —	*Id.*
Inject. de 10 onces.	Mort.	L'agonie était déjà commencée quand la transfusion fut faite.	Bull. de thérap., t. I, p. 164.
Inject. de 300 gr.	Mort.	— —	Martin, op. cit., p. 29.
Inject. de 12 à 15 onces de sang, faite avec l'appareil de Blundell.	Guéris.	L'opérat. fut suivie de hoquets, de maux de tête, d'agitation.	Arch. génér. de m., 2e s., t. III, p. 128; 1833.
Inject. de 7 à 8 onces.	Guéris.	Légère phlébite consécutive.	Gazet. médicale, 1833, p. 455.
— — —	Guéris.	— —	Martin, op. cit., p. 29.
Inject. de 300 gr. de sang pris à une femme.	Guéris.	La transfus. fut faite 2 h. après l'hémor.	*Id.*

No d'ordre.	Année.	Opérateur.	Indications pathologiques.
34	1834	Collins.	Après l'accouch. : pouls imperceptible, vomissements fréquents.
35	1834	Ingleby.	Après la délivrance : respiration difficile et bruyante, agitation.
36	1834	Kilian.	Après l'accouchement : troubles de la vision, tintements d'oreilles.
37	1835	Healey et Fraser.	Après l'accouchem. : collapsus durant depuis 6 heures.
38	1835	Berg.	Après l'accouchement : figure grippée, vomissements.
39	1836	Twedie, Ashwell et Jackson.	Après l'accouchem. : prostration considérable.
40	1841	Richard Olivier.	Après l'accouchement : syncope, coma.
41	1841	May.	Après l'accouchement.
42	1842	Wolf.	*Id.*
43	1842	Wolf.	*Id.*
44	1842	Wolf.	*Id.*
45	1842	Wolf.	*Id.*
46	1842	Wolf.	*Id.*
47	1842	Abele.	Après l'accouchem. : placenta prævia.
48	1842	Neumann.	*Id.*
49	1842	Ritgen.	*Id.* syncope.
50	1842	Bayer.	Après l'accouchem. : inertie utérine.
51	1844	Bery.	*Id.* signes d'asphyxie.
52	1844	Schrœgle.	Après l'acc. : adhérence du placenta.
53	1844	Schrœgle.	*Id.*

Manuel opératoire.	Résult.	Réflexions.	Sources.
Inject. de 300 gr. pris sur une femme.	Mort.	— —	Martin, op. cit., p. 30.
Inject. de 4 onces.	Guéris.	— —	Arch. génér. de m., 1834, 2ᵉ s., t. IV, p. 339.
Inj. de 120 à 180 gr. de sang pris sur une femme.	Guéris.	— —	Diss. de Schiltz, op. cit.
Inject. de 120 gr.	Guéris.	Rétablissement complet 1 h. après.	Lancet , mars 1835.
Inject. de 75 gr.	Guéris.	Au bout de 8 min. la mal. ouvrit les yeux et parla.	Gaz. médicale, 1838, p. 381.
Inject. de 420 gr.	Mort.	Amélioration d'abord; mort 1 h. seulement après la dernière inj.	Gaz. médicale , 1837, p. 460.
Inject. de 660 gr. pris sur trois personnes.	Guéris.	— —	Rev. médicale, 1841.
Inject. de 735 gr. pris sur quatre hommes.	Mort.	La transfus. fit cesser l'hémorrh., mais une phléb. utérine amena la mort 7 j. après.	Rev. médicale. 1841, tom. I, p. 294.
— — —	Guéris.	— —	Canstatt, 1842 ; par. 18.
— — —	Mort.	— —	Id.
— — —	Mort.	— —	Id.
— — —	Mort.	— —	Id.
— — —	Mort.	— —	Id.
— — —	Guéris.	— —	Von Belina, op. cit., p. 47.
Inject. de 60 gr.	Mort.	— —	Id.
Inject. de 60 gr.	Mort.	La mort subite fut produite par la pénétrat. de l'air dans la veine.	Id.
— — —	Mort.	— —	Id., p. 49.
Inject. de 75 gr.	Guéris.	— —	Carré ; thèse de Paris, 1844.
— — —	Guéris.	— —	Id.
— — —	Guéris.	— —	Id.

No d'ordre.	Année.	Opérateur.	Indications pathologiques.
54	1845	Brown.	Après l'acc. : crise épileptique, crâniotomie.
55	1848	Waller et Greaves.	Au 8e mois : anéantissement profond.
56	1850	Nélaton.	Pendant l'accouchement.
57	1851	Marmonier.	Après l'accouch. : pouls imperceptible, sycope ; la malade était considérée comme morte.
58	1851	Masfen.	Avortement au 4e mois.
59	1851	Devay et Desgranges.	Accouch. prématuré : pupilles immobiles, pâleur cadavérique.
60	1851	Marmontier.	— — —
61	1852	Schneemann.	Adhérence du placenta.
62	1852	Schneemann.	*Id.*
63	1852	Schneemann.	*Id.*
64	1852	Schneemann.	*Id.*
65	1852	Soden , Norman et Ormond.	Après l'acc. : respiration stertoreuse, déglutition impossible.
66	1852	Brigham.	Après l'accouchement : la malade ne parlait plus depuis 6 heures.
67	1852	Turner et Wells.	Après l'accouchement : étourdissement continu.
68	1856	Higginson.	Après la délivrance : prostration complète.
69	1856	Higginson.	*Id.*
70	1856	Higginson.	*Id.*

Manuel opératoire.	Résult.	Réflexions.	Sources.
Inject. de 120 gr.	Guéris.	— —	Von Belina, op. cit., p. 49.
Inject. de 660 gr. de sang pris sur un homme et sur une femme.	Guéris.	La transfus. fut suivie d'un long sommeil.	Times medical, jan. 1848.
Inj. de 285 gr., faite avec une sering. à hydrocèle.	Mort.	Métro-péritonite démontrée par l'autopsie ; mort le 7e jour.	Arch. générales de méd., 1851, t. xxv.
Inj. de 90 gr. de sang pris sur une femme, et faite avec une ser. d'enfant.	Guéris.	Sommeil survenu 2 h. après.	Gaz. médicale, 1851, p. 457.
Inject. dans les veines des deux bras.	Guéris.	Commenc. de phlegm. au bras droit, près de la veine incisée.	Bul. de thérap., 1851, tom. xl. p. 428.
Inject. de 180 gr. faite avec une sering. à hydrocèle.	Guéris.	— —	Gaz. médicale, 1851, p. 4.
Inject. de 240 gr. pris sur une femme.	Guéris.	La guérison s'est terminée lentement.	Canstatt, 1851, t. v. Para. 153.
— — —	Guéris.	— —	Martin, op. cit., p. 37.
— — —	Guéris.	— —	Id.
— — —	Mort.	— —	Id.
— — —	Mort.	— —	Id.
Inj. de 1 once de sang avec une ser. en maillechort.	Guéris.	La transfus. fut suivie d'une convulsion générale du corps.	Médec. chirurg. transac., 1852, t. xxxv, p. 422.
Inject. de 12 onces de sang en 5 fois.	Guéris.	Opération suivie d'un sommeil profond.	Arch. de méd., 1852, p. 336.
Inject. de 90 gram. dans la veine du bras gauche.	Mort.	La mort n'arriva que 10 j. après ; abcès à la partie post. du bras gauche, sur laquelle on avait déjà senti une dureté 15 j. avant l'opération.	Lancet, 1853.
Inject. de 300 à 365 gr.	Guéris.	— —	Journ. m.-chir. de Liverpool, 1857.
Inject. de 180 à 200 gr.	Mort.	— —	Id.
Inject. de 360 gr.	Mort.	— —	Id.

No d'ordre.	Année.	Opérateur.	Indications pathologiques.
71	1856	Higginson.	Pendant l'accouchement : adhérence du placenta dont il ne fut extrait qu'une partie.
72	1856	Higginson.	Après la délivrance.
73	1856	Simpson.	*Id.*
74	1857	Wheateroft.	Après l'accouchem. : yeux ternes, nez pincé, sueur froide ; battements du cœur insensibles.
75	1857	Wheateroft.	Au 3ᵉ mois : syncope.
76	1857	Martin (Ed.).	Après la délivrance : pâleur extrême, refroidissement général.
77	1858	Dutems.	Au 4ᵉ mois : hémorrh. sans cause appréciable ; aspect cadavérique.
78	1862	Martin.	Pendant l'accouchement.
79	1862	Hicks.	Après l'acc. : adhérence du placenta, froideur générale, agitation.
80	1862	Hicks.	Avant l'accouchement.
81	1862	Weickert.	Pendant l'accouchement : syncope.
82	1863	Greenholy.	Avortement au 7ᵉ mois : collapsus.
83	1863	Vernou et Thorne.	*Id.*
84	1865	Simon Thomas.	— — —
85	1865	Roussel (de Genève).	Avortement au 4ᵉ mois : syncope, mort imminente.

Manuel opératoire.	Résult.	Réflexions.	Sources.
Inj. de 140 à 150 gr. d'un sang épais et noir, suivie d'une inject. de solution de sel commun.	Mort.	L'acc. put être terminé rapidement, mais la mort survint avant la délivrance.	Journ. m.-chir. de Liverpool, 1857.
— — —	Mort.	Amélioration, puis retour de l'hémorrhag.	*Id.*
— — —	Guéris.	— —	Martin, op. cit., p. 41.
Inject. de 510 gr.	Guéris.	Effet instantané; profonde inspir. et retour subit des battements du cœur.	Union médicale, 1858.
Inj. de 22 onces de sang.	Guéris.	— —	Brit. m. Journ., avril 1858.
Inject. de 120 à 150 gr.	Guéris.	— —	Gazette d'Augsbourg, 1857.
Inject. de 120 gr. avec une seringue à hydrocèle.	Guéris.	Pendant l'inj., attaque convulsive très-viol., mais passagère.	Bullet. de thér., t. LVI, p. 85.
Inject. de 290 gr. avec l'appareil de Martin.	Guéris.	— —	Oré, op. cit., 1863, p. 78.
Inject. de 18 onces de sang.	Mort.	Améliorat., puis mort 2 h. après la délivr.	Gaz. m. de Lyon, 1863, p. 158.
Inject. de 5 onces en 2 fois.	Mort.	Après la 1re inject., le pouls revint, et la malade parla librement, puis retour de l'hém.	*Id.*
— — —	Guéris.	Malgré la dénudation de la veine dans l'étendue de 1 pouce, il n'y eut pas de phléb.	Gaz. des hôpitaux, 1862.
Inject. de 80 gr.	Guéris.	— —	The Lanc., mars 1863.
Inject. de 2 onces.	Guéris.	— —	Bullet. de thér., mars 1863.
Inject. de 60 gr.	Guéris.	Le sang se coagula, et on ne continua par l'injection.	Von Belina, op. cit., p. 61.
Inject. de 320 gr.	Guéris.	L'inj. fut suivie d'un tremblem. général.	Je dois cette obs. à l'oblig. de M. le Dr Roussel.

N° d'ordre.	Année.	Opérateur.	Indications pathologiques.
86	1866	Mosler.	Avant et après l'accouchement forcé.
87	1867	Knauff.	Après l'acc. : refroidissement général.
88	1868 ?	Branton Hicks.	Après la délivrance : l'hémorrhagie durait depuis trois jours.
89	1868	Branton Hicks.	Avortement : l'hémorrh. avait amené une anémie extrême.
90	1868	Branton Hicks.	Après l'accouchement.
91	1868	Branton Hicks.	Après l'acc. : la respiration avait cessé.
92	1868	De Belina.	Avortement : hémorrhagies répétées, anémie extrême, syncope.
93	1869 11 f.	Dr Lorain (Hôpital Saint-Antoine).	— — —

2° Contre les Hémor

N° d'ordre.	Année.	Opérateur.	Indications pathologiques.
94	1825	Blundell.	Plaie artérielle chez un jeune homme ; la respiration avait cessé depuis 3 ou 4 minutes.
95	1829	Philpott.	Rupture de varices de la jambe chez une femme grosse.
96	1829	Danyau.	Hémorrh. consécutive à une fracture de jambe avec plaie et issue de l'os ; amputation déclarée nécessaire.
97	1830	Roux.	Blessure de l'artère sous-clavière par une arme à feu.
98	1833	Scott.	Ouverture de la jugulaire pendant l'ablation d'une tumeur du cou.

Manuel opératoire.	Résult.	Réflexions.	Sources.
Inject. de 120 gr. de sang défibriné.	Guéris.	— —	Mosler ; Uber Transf., op. cit., p. 20.
L'inject. fut faite avec une seringue d'argent.	Mort.	La mort eut lieu pendant l'opération.	Von Belina, op. cit., p. 61.
Inject. de 4 onces de sang mêlé à une solution de phosphate de soude.	Mort.	— —	Guy's hosp. Reports, 1869, t. xiv, p. 7 et s.
Inj. de 1 once de sang en 4 fois, à 1/2 h. d'interv.; le sang était mêlé à une solution de phosphate de soude.	Mort.	Il y eut une amélioration notable, puis affaissement, et mort le 8e jour.	Id.
Inject. de 8 onces de sang mêlé à 4 onc. de solution de phosphate de soude.	Mort.	— —	Id.
Inj. de 2 onc. de sang pur.	Mort.	— —	Id.
Inject. de 180 gr. de sang défibriné.	Mort.	La mort eut lieu à la la suite de nouvelles hémorrhagies.	Von Belina, op. cit., p. 61.
Inject. de 145 gr. de sang donné par M. Billet, ext.	Mort.	Je n'ai pu me procurer des renseignements.	N° du 22 f. 1869 du Petit Journ.

rhagies traumatiques.

Manuel opératoire.	Résult.	Réflexions.	Sources.
— — —	Mort.	— —	Carré ; thèse de Paris, 1844.
Inject. de 120 gr. de sang.	Guéris.	— —	Von Belina, op. cit., pag. 62.
Inject. de 16 onc. de sang, de 8 onc. avant l'opération, que le malade put alors subir.	Mort.	Amélioration, puis faiblesse; nouv. transf. Mort le 3e j.; surface du moignon gangren.	Revue de Paris, 1851.
Inject. de 14 onc. de sang.	Mort.	Mort subite; à l'autopsie, cœur et vaisseaux afférents remplis de caillots.	Bulletin de thérapeutiq., t. x, p. 214.
Inj. de 10 onc. de sang dans les 4 veines du bras.	Mort.	Entrée de l'air.	Lancette franç., 1833, p. 519.

N° d'ordre.	Année.	Opérateur.	Indications pathologiques.
99	1833	Walton.	Hémorrh. consécutive à l'opération du phimosis.
100	1833	Walton.	Fracture comminutive du tibia; hémorrhagie; amputation.
101	1835	Furner.	Hémorrh. consécutive à une amputat. de cuisse, réclamée par l'existence d'un cancer du genou; pouls imperceptible; syncope.
102	1842	Blasius.	Hém. conséc. à une plaie de la cuisse.
103	1851	Simon.	Hémorrh. consécutive à un phlegmon érysipélateux de la cuisse; amputation déclarée nécessaire.
104	1851	Sacristan.	Rupture de la saphène chez une femme affectée de varices; pouls imperceptible; syncope.
105	1854	Maisonneuve.	Hémorrhagie consécutive à l'ablation d'une tumeur cancéreuse de la région maxillaire.
106	1860	Michaux.	Hémorrh. répétées, dues à la présence d'un polype naso-pharyngien; anémie extrême; le râle de l'agonie commençait.
107	1860	Higginson.	Hémorrh. répétées, dues à la présence d'un phlegmon énorme de l'avant-bras; amputat. déclarée nécessaire.
108	1860	Neudoerfer.	Hémorrh. chez un homme atteint d'un épithélioma de la grosseur du poing.
109	1863	Braun.	Métrorrh. répétées, dues à la présence d'un polype fibreux utérin; anémie extrême.
110	1866	Courty.	Hémorrh. provenant de la rupture de l'art. honteuse interne détruite par l'ulcération; phlegmon de la prostate en voie de suppuration; pouls insensible; extrémités froides.
111	1866	Gentilhomme, Thomas, Griffon et Couillou.	Métrorrh. répétées, dues à la présence d'une tumeur fibreuse contenue dans la paroi antérieure de l'utér.; anémie au suprême degré; pouls à peine sensible; syncopes.

Manuel opératoire.	Résult.	Réflexions.	Sources.
Inject. de 360 à 400 gr. en trois fois.	Guéris.	— —	V. Belina, p. 65.
Inject. de 240 gr.	Mort.	— —	*Id.*
Inject. de 5 onces.	Guéris.	— —	Carré ; thèse de Paris, p. 19.
Inject. de 120 gr.	Guéris.	— —	V. Belina, p. 64.
Inj. de 16 onces ; 8 furent injectées avant l'amput. qui fut bien supportée.	Mort.	La mort eut lieu 5 j. après ; à l'autopsie, lésions dues à une pneumonie.	Union médicale. 26 avril 1851.
Inject. de 6 onc. de sang.	Guéris.	Après l'injection, agitation et envies de vomir.	Oré, op. cit., p. 94.
On se servit pour injecter de l'appareil de Mathieu.	Mort.	Améliorat. passagère ; à l'autopsie, signes de congestion.	Leroux ; thèse de Paris, 1856.
Inject. de 4 onc. de sang.	Guéris.	Le succès fut aidé par trois lavements de 4 à 5 onces de vin et 1 once d'alcool.	Bull. de thérap., 1860, p. 162.
Inject. de 360 gr. de sang dans les veines de l'av.-bras droit, avant l'amput. qui fut bien supportée.	Guéris.	— —	Gaz. médic. de Lyon, 1863.
Inject. de 45 gr. de sang défibriné et filtré.	Mort.	La mort n'eut lieu que 3 heures après.	V. Belina, p. 66.
Inject. de 30 gr. avec une seringue en verre.	Guéris.	La can. qui s'échappa de la veine ne permit pas d'inj. davantage.	*Id.*, p. 69.
Inject. de 150 à 210 gr. de sang fourni par mon collègue et ami le Dr Balp, au moyen de l'appareil de Moncocq.	Mort.	Améliorat. subite, retour de la connaiss. et de la parole ; mort 10 h. après l'inject. à la suite d'une nouvelle hémorrhagie.	Augé ; thèse de Montp., 1867, n° 50.
Inject. de 125 gr. de sang, au moyen de l'appareil de Moncocq.	Guéris.	Pendant l'opérat., suffocation, tremblem. général ; après l'op., engourdiss., sueur, fourmillements.	Goulard ; thèse de Paris 1866, p. 43.

No d'ordre.	Année.	Opérateur.	Indications pathologiques.
112	1868	Enrico Albanèse.	Hémorrh. à la suite de l'amputation de la cuisse.
113	1868	Braman.	Vomissem. abondant de sang, survenu subitement chez un homme robuste qui soulevait un poids très-lourd au-dessus de sa tête ; pouls imperceptible ; prostration complète.
114	1868	De Cristoforis.	Métrorrh. répétées, dues à la présence d'un fibrôme utérin ; anémie au suprême degré ; pouls à 120 ; assoupissement.
115	18.?	Larsen.	Hémorrh. survenue à la suite de l'extirpation de la langue envahie par un cancroïde.

3° Contre les Ma

No d'ordre.	Année.	Opérateur.	Indications pathologiques.
116	1683	Kaufmann et Godefroy	Un sujet anémique.
117	1831	Bougard.	Femme anémique ; métrorrhag. considérables depuis 4 ans.
118	1832	Josenhanns.	Purpura hemorrhagica ; hém. nasale et stomacale ; pouls imperceptible.
119	1839	Samuël Lane.	Enfant de 11 ans hémorrhaphylique, opéré du strabisme ; hém. considérable qui dura 3 jours ; syncopes fréquentes ; prostration extrême.
120	1848	Uyterroheven et Bouyard.	Femme de 30 ans, affectée depuis 4 ans de continuelles hém. par les yeux, le nez, la bouche, l'estomac et les bronches ; pouls à 120 ; affaiss. considér.
121	1851	Chassaignac et Monneret.	Femme anémique ; fréquentes et abondantes métrorrh. depuis de longues années.

Manuel opératoire.	Résult.	Réflexions.	Sources.
Inject. de 220 gr. de sang défibriné et filtré , en 2 fois, pris sur 2 homm.	Mort.	L'infection purulente emporta le malade 127 heures après.	Courrier médic., 1868, p. 383.
Inject. de 5 onces de sang.	Guéris.	— —	Boston Medic. Journal , janvier 1868.
Inject. de 350 gr. de sang défibriné, en trois fois, à 12 jours d'intervalle.	Guéris.	— —	Je dois cette obs. ainsi que celles des nos 131 et 158 à l'oblig. de M. le Dr de Cristoforis.
Inject. de sang défibriné.	Mort.	La mort eut lieu 2 j. après ; à l'autopsie, signes de pyohémie.	Archiv. de Virchow, Panum, par. 244.

ladies du sang.

Manuel opératoire.	Résult.	Réflexions.	Sources.
Inject. de sang d'agneau.	Guéris.	— —	Goulard ; thèse de Paris. p. 17.
Inject. de 135 gr. en 2 fois.	Mort.	Améliorat., puis nouvelle hémorrh., et mort 5 jours après.	Belina, op. cit., p. 73.
Inject. de 240 à 300 gr.	Mort.	Il y eut cependant une réaction passagère.	Id.
Inject. de 5 onces 1/2 de sang en 4 fois.	Guéris.	Après la 1re inject., retour du pouls ; après la 2e, retour de la connaissance.	The Lancet, oct. 1840.
Inject. de 6 onces de sang.	Mort.	Il y eut une améliorat. notable : la mort eut lieu 4 mois après ; à l'autopsie, suppuration péritonéale.	Gaz. médicale, 1850, p. 132.
Inject. de 120 gr. de sang défibriné.	Mort.	Le pouls se releva apr. la 1re inj.; qq. heures après, agitation, refroidissement, coma.	Gaz. médicale, 1851, p. 644.

No d'ordre.	Année.	Opérateur.	Indications pathologiques.
122	1851	Giovanni Polli.	Jeune fille atteinte depuis longtemps de chlorose avec irritation cérébro-spinale; état de langueur désespéré.
123	1853	Fenger.	Chlorose; hémorrh. nasale abondante; gencives tuméfiées et saignantes, douleurs dans la nuque.
124	1857	Lever et Bryant.	Femme hémophilique, porteur d'une tumeur fibreuse utérine; métrorrh.; descente de la tumeur dans le vagin; ligature du pédicule, incision.
125	1861	Blasius.	Leucocythémie.
126	1861	Nusbaum.	Chlorose et perte de la vue par suite d'une section veineuse faite mal à propos.
127	1864	Nusbaum.	Femme de 30 ans anémique au suprême degré.
128	1866	Mosler.	Leucocythémie.
129	1868	Mader.	Affection scorbutique; hém. nasales; anémie profonde.
130	1868	Richet.	Anémie essentielle progressive chez un homme.
131	1868	De Cristoforis.	Anémie essentielle au plus haut degré; aménorrhée depuis un an; dyspnée; pouls à 150.

4° Contre les Mala

No d'ordre.	Année.	Opérateur.	Indications pathologiques.
132	1667	Denys et Emmeretz[1].	Pratiquèrent la transfus. sur le baron Bond, fils du premier ministre de Suède, épuisé par une mal. grave?

[1] Cette observation a été placée ici par mégarde; elle devait être

Manuel opératoire.	Résult.	Réflexions.	Sources.
Inject. de 7 onces de sang défibriné.	Guéris.	Le rétablissement fut complet et très-rapide.	Arch. de méd., 1852, p. 342.
Inject. de 300 gr. de sang défibriné et chauffé, en 7 fois, avec une seringue en étain.	Mort.	Mort 48 heures après.	Belina, op. cit., p. 77.
Inject. de 180 gr. en plusieurs fois.	Mort.	Nuit excellente; amélioration; mort le 5e jour.	Monit. des hôpitaux, 1857, p. 65.
Inject. de 90 à 100 gr.	Mort.	Amélioration; mort le 16e jour.	Blasius, op. cit., n° 77.
Inject. de 340 gr. de sang défibriné et filtré, pris sur une fille, et faite avec une seringue munie d'un tube en caoutchouc.	Guéris.	— —	Belina, op. cit., p. 81.
Inject. de 360 gr. de sang défibriné et filtré.	Guéris.	Pendant l'inj., convulsions, perte de sent.	Id., p. 85.
Inject. de 180 gr. de sang défibriné et filtré, à l'aide d'une seringue à injection hypodermique.	Mort.	Amélioration; mort 2 mois après.	Id., p. 97.
Inj. de 240 gr. *ut supra*.	Résult. favor.	— —	Id., p. 97.
Inj. de 1000 gr. en 4 fois, à quelq. jours de distance.	Mort.	— —	Gaz. des hôpit., 1868, p. 373.
Inject. de 600 gr. de sang en 3 fois, à intervalles de plusieurs jours.	Guéris.	— —	Lettre particul. du Dr de Cristoforis.

dies nerveuses.

Manuel opératoire.	Résult.	Réflexions.	Sources.
Injection de 2 palettes de sang de veau.	Mort.	A l'autopsie, on trouva les intest. gangrenés.	Goulard; thèse de Paris, p. 14.

insérée entre les Nos 142 et 143.

No d'ordre.	Année.	Opérateur.	Indications pathologiques.
133	1867	Lover et King.	Pratiquèrent la transfusion sur Arthur Coga, maniaque.
134	1668	Denys.	Pratiqua la transfus. sur un fou nommé Mauroy (observ. citée).
135	1830	Dieffenbach.	Mélancolie avec terreur et agitation.
136	1830	Dieffenbach.	Érotomanie chez une jeune fille.
137	1851	Giovanni Polli.	Épilepsie chez une fille de 16 ans.
138	1852	Giovanni Polli.	Jeune fille folle depuis 6 ans à la suite d'une émotion violente.
139	1864	Nusbaum.	Épilepsie chez une fille de 22 ans; attaques journalières; anémie.
140	1868	Lange et de Belina.	Éclampsie puerpérale; 32 attaques; trismus; perte de sentiment.

5° Contre l'Épuisement produit

No d'ordre.	Année.	Opérateur.	Indications pathologiques.
141	1667	Denys.	Pratiqua la transf. sur un jeune homme épuisé par des saignées successives; syncopes fréquentes.
142	—	Denys.	Vomissements et flux hépatique datant de 3 semaines; léthargie, convuls.
143	1868	Manfredi.	Pratiqua la transfusion sur un vieillard affaibli par l'âge.

Manuel opératoire.	Résult.	Réflexions.	Sources.
Inject. de 10 onc. de sang artér. de mouton ; soustract. préalable de 7 onc. de sang au malade.	Résult. nul.	— —	Goulard , thèse de Paris, p. 13.
Inject. de 10 onc. de sang artér. de veau ; soustraction préalable de la même quantité.	*Id.*	— —	*Id.*, p. 14.
— — —	*Id.*	— —	Dieffenbach, op. cit., § 48.
— — —	*Id.*	— —	*Id.*
Inj. de 30 gr. de sang défib. pris sur 1 femme et, 2 j. après, inj. de 12 gr. de sang défibriné pris sur la malade.	Résult. mom. nul et définit. inconn.	— —	Archives de médecine , 1852, p. 343.
Inj. de 30 gr. de sang défibr. et filtré ; soustract. préalable de sang au malade.	Améliorat.	— —	*Id.*
720 gr. de sang défibriné et filtré pris sur 2 étudiants, et inj. en 2 fois, à 25 jours de distance.	Guéris. lente.	Convulsions pendant la 2ª injection.	Belina, op. cit., p. 83.
240 gr. de sang défibriné et filtré ; soustraction préalable de 420 gr. de sang.	Guéris.	— —	*Id.*, p. 99.

par des causes diverses.

Manuel opératoire.	Résult.	Réflexions.	Sources.
Transf. immédiate de 3 onc. de sang artériel pris à un agneau.	Guéris.	— —	Journ. des sav., 1868, p. 95.
Inject. de 16 onces de sang.	Mort.	Améliorat., rechute et mort 15 h. après ; à l'autopsie, valvulus de l'intestin grêle.	Archives de médecine, 1852, p. 335.
Inject. de sang d'agneau.	Mort.	— —	Manfredi, op. cit.

No d'ordre.	Année.	Opérateur.	Indications pathologiques.
144	1843	Pritschard et Clarck.	Consomption résultant de dyspepsie et de l'impossibilité où était l'estomac de supporter quoi que ce soit; syncop.
145	1853	Thouvenet.	Dysenterie; hémorrhagie intestinale; pouls à 130.
146	1855	Higginson.	Épuisement causé par l'allait. prolongé de deux jumeaux; syncope à chaque mouvement.
147	1857	Higginson.	Épuisem. causé par défaut d'aliments chez une folle qui refusait de manger; pouls imperceptible.
148	1860	Neudörfer.	Épuisem. causé par une longue suppuration, suite de blessures par armes à feu; dernier degré de marasme.
149	1860	Neudörfer.	*Id.*
150	1860	Neudörfer.	*Id.*
151	1860	Neudörfer.	*Id.*
152	1860	Neudörfer.	*Id.*
153	1860	Esmarch.	Épuisem. par suppurat. à la suite de la désarticul. coxo-fémor.; mort immin.
154	1860	Esmarch.	Épuisem, survenu à la suite d'un traumatisme grave?
155	1860	Nusbaum.	Émaciation provenant d'une suppuration abondante à la suite de la résection de l'humérus.
156	1862	Nusbaum	Émaciation provenant d'une suppuration abondante à la suite de la résection du genou.
157	1863	Nusbaum.	Épuisem. chez une jeune fille qui avait été obligée de garder le lit depuis 15 ans; aménie extrêm.

Manuel opératoire.	Résult.	Réflexions.	Sources.
Inject. de 480 gr. de sang.	Guéris.	La vie reparut à l'instant sur les traits du malade.	Bulletin de thérapeut., 1844, p. 239.
Inject. de 6 onces de sang.	Mort.	Amélioration, et mort 20 h. après.	Gaz. des hôpit., 1853, p. 236.
Inject. de 12 onc. de sang.	Guéris.	— —	Arch. de méd., 5e sér., t. **X**, p. 346; 1857.
Inject. de 20 onc. de sang pris sur une femme.	Mort.	Améliorat. passagère; mort le lendemain.	*Id.*
Inject. de 4 à 5 onc. de sang défibriné et filtré.	Mort.	Amélior. de l'état général pend. 5 à 6 j.; mort 4 semain. après.	Goulard, thèse citée, p. 41.
Id.	Mort.	*Id.*	*Id.*
Id.	Mort.	*Id.*	*Id.*
Ut supra; mais une 2e inj. fut faite.	Mort.	La mort n'arriva qu'après 5 semaines.	*Id.*
Inject. de 4 à 5 onc. de sang défib. pris sur un homme atteint d'un violent accès de goutte.	Mort.	La mort arriva peu après l'opération.	*Id.*
Inject. de 420 gr. défibriné et pris sur un veau.	Mort.	Respirat. artificielle; somm. après l'opér.; puis convulsions.	Belina, p. 67.
— — —	Mort.	Le malade mourut au début de l'opération.	Arch. Virchow, t. xxvii, p. 241.
Inject. de 360 gr. de sang défibr. et filtré, à l'aide d'une seringue en étain.	Guéris.	L'amélior. fut rapide; dès le lendemain la plaie se recouvrit de bourgeons charnus.	Belina, op. cit., p. 81.
Inject. de 300 gr. de sang défibriné, à l'aide d'une seringue en verre.	Mort.	Améliorat. notable et mort 4 sem. après.	*Id.*, p. 83.
Une 1re inj. de 300 gr. en Angleterre; une 2e qq. mois après avec une ser. en étain : le sang fut fourni par M. Nusbaum même.	Guéris.	— —	*Id.*

N° d'ordre.	Année.	Opérateur.	Indications pathologiques.
158	1867	De Cristoforis.	Femme épuisée par 6 accouch., 6 allaitements, et par plusieurs maladies successives ; pouls à 108.

6° Contre les Mala

N° d'ordre.	Année.	Opérateur.	Indications pathologiques.
159	1670	Riva.	Pratiqua la transf. sur le méd. Cinibaldi, atteint d'un cancer de l'estomac.
160	1819	Blundell.	Jeune homme atteint d'un squirrhe du pylore ; vomissements incessants ; prostration excessive.
161	1839	Bliedung.	Hémoptysie durant depuis 5 jours ; anéantissement profond.
162	1861	Neudörfer.	Tuberculisation pulmonaire ; émaciation profonde.
163	1867	Neudörfer.	Tuberculisation pulmonaire ; carie tuberculeuse du genou.

7° Contre l'Empoisonnement

N° d'ordre.	Année.	Opérateur.	Indications pathologiques.
164	1864	Moller et Wagner.	Perte de sentiment ; pouls à 108.
165	1864	Sommerbrodt.	Mort apparente.
166	1864	Traübe.	*Id.*
167	1865	Mosler.	*Id.*
168	1865	Mosler.	*Id.*
169	1866	Martin.	*Id.*

Manuel opératoire.	Résult.	Réflexions.	Sources.
Inject. de 130 gr. de sang en 2 fois, à 3 jours de distance.	Mort.	Amél. sensible; puis survint une affect. catarrh. gastro-intest.; mort 42 jours après.	Lettre particul. du Dr de Cristoforis.

dies organiques.

Manuel opératoire.	Résult.	Réflexions.	Sources.
— — —	Mort.	— —	Goulard, thèse, p. 41.
Inj. de 12 à 14 onc. de sang.	Mort.	Amélioration, et mort 56 h. après.	Medic. chirurg. Transact., t. x; 1819.
Inj. de 120 à 150 gr. de sang pris sur un bouc.	Guéris.	Au moment de l'inj., oppression.	Gaz. des hôpit., 1843, p. 366.
Inj. de 60 gr. de sang défibr. et filtré, chauffé à 30°.	Mort.	Améliorat.; retour de l'appétit et du somm.; mort 1 mois après.	Belina, op. cit., p. 81.
Inject. de sang défibriné.	Mort.	Amélior.; mort 2 mois après.	Belina, op. cit., p. 93.

par la vapeur de charbon.

Manuel opératoire.	Résult.	Réflexions.	Sources.
Inject. de 180 gr. de sang défibriné, en 3 fois.	Mort.	— —	Belina, op. cit., p. 84.
Inj. de 120 gr. de sang défibr. pris sur 1 femme, et faite avec 1 ser. en verre.	Mort.	A l'autopsie, œdème des poumons.	Id., p. 85.
Inj. avec 240 gr. de sang défibr. et filtré, avec 1 ser. en étain: soustract. préalable de 180 gr. de sang au malade.	Mort.	Améliorat.; mort 13 h. après.	Friedberg; De l'empoison. par le charb. Berlin, 1866, p. 166
Id.	Mort.	Améliorat.; mort 8 h. après.	Mosler, op. cit., 1857, § 6.
Id.	Mort.	Amél.; mort 5 h. apr.	Id.
Inj. de 6 à 7 onc. de sang défibriné.	Guéris.	— —	Gaz. m. de Paris 1868, p. 124.

8° Contre l'Asphyxie

N° d'ordre.	Année.	Opérateur.	Indications pathologiques.
170	1830	Dieffenbach.	Asphyxie chez un nouveau-né retiré du sein de la mère après l'opération césarienne *post mortem*.
171	1832	Blasius.	*Id.*
172	1867	Bennecke.	Asphyxie chez un nouveau-né.
173	1868	De Belina.	*Ut supra* ; battements du cœur imperceptibles durant 20 minutes.

9° Contre les divers

N° d'ordre.	Année.	Opérateur.	Indications pathologiques.
174	1831	Dieffenbach.	Choléra.
175	1831	Dieffenbach.	*Id.*
176	1831	Dieffenbach.	*Id.*
177	1832	Walthon et Routh.	Choléra asiatique : collapsus.
178	16. ?	Riva.	Hydrophobie.
179	1830	Dieffenbach.	*Id.*
180	1667	Denys et Emmeretz.	Jeune homme de 16 ans atteint d'une fièvre opiniâtre qui ruinait sa santé.
181	166?	Peet.	Fièvre puerpérale.
182	182?	Blundell.	Fièvre puerpérale avec prostration.
183	1832	Stokes.	Femme atteinte du typhus ; collapsus.

des nouveau-nés.

Manuel opératoire.	Résult.	Réflexions.	Sources.
Inj. de 60 gr. de sang dans la veine ombilicale.	Mort.	Au moment de l'inj., contorsion des muscles de la face.	Dieffenbach, op. cit., § 46.
Id.	Mort.	— —	Blasius, op. cit., n° 75.
Inject. de 80 gr. de sang placentaire dans la veine ombilicale.	Résult. favor.	— —	Belina, p. 93.
Id.	Mort.	La contraction de l'anneau ombil. empêcha le sang de pénétrer.	Id., p. 97.

Cas suivants :

Manuel opératoire.	Résult.	Réflexions.	Sources.
Inject. de 150 gr. de sang en 3 fois.	Mort.	Il y eut cependant une légère réaction.	Dieffenbach, op. cit., § 52.
Inject. de 90 gr.	Mort.	Id.	Id.
Inject. de 135 gr.	Mort.	Id.	Id.
Inject. de 900 gr.	Mort.	Amél. pendant 36 h.; rech. et mort 3 j. apr.	Belina, op. cit., p. 72.
— — —	Mort.	— —	Moncocq, thèse citée, p. 34.
Inject. de 630 gr. en 3 fois.	Mort.	Amél. ; le mal. but de l'eau après la 2ᵉ inj.; mais un accès le reprit après la 3ᵉ.	Dieffenbach, op. cit., § 46.
Soustraction préalable de 3 onc. de sang au malade, et inj. de 8 onc. de sang artériel d'agneau.	Guéris.	Assoupissement après l'opération.	Goulard, thèse, p. 13.
Inject. de sang d'animal.	Mort.	— —	Id.
Inject. de 180 gr.	Mort.	— —	Belina, p. 70.
Inject. de 240 à 300 gr.	Mort.	Améliorat. passagère; mort 3 j. après.	Id., p. 72.

N° d'ordre.	Année.	Opérateur.	Indications pathologiques.
184	1683	G. Purman.	Pratiqua la transfusion sur un homme atteint de la lèpre et du scorbut à la fois.
185	1867	Demme.	Enfant de 10 ans atteint de diphthérite de longue durée de la bouche, de la gorge, des fosses nasales.
186	1868	Heine et Knauff.	Ulcérations syphilitiques du larynx et maladie de Bright ; trachéotomie inutile.

Manuel opératoire.	Résult.	Réflexions.	Sources.
— — —	Guéris. ?	— —	Gottf. Purman, Chir. Lorbeer-Kranz, 1864, p. 4.
Inject. de 120 gr. de sang défibriné, en 2 fois.	Mort.	Améliorat.; mort 2 j. après.	Belina, p. 91.
Inject. de 150 à 180 gr. de sang pris sur un homme atteint d'un herpès tonsurans.	Mort.	Mort 8 h. après : à l'autopsie, ulcérations étendues et signes de néphrite.	*Id.*, p. 97.

Pendant que les Tableaux qu'on vient de lire étaient *sous presse,* nous avons reçu une brochure de M. le Dr Enrico Albanese (de Palerme), dans laquelle se trouve la relation simple de sept cas de transfusion [1]:

1° Transfusion pratiquée contre une anémie consécutive à une grave hémorrhagie de la veine hémorrhoïdale. Injection de 95 gram. de sang. Guérison (janvier 1869).

2° Transfusion pratiquée dans un cas d'anémie consécutive à une métrorrhagie considérable. Pouls à 140; convulsions ; syncopes. Injection de 100 gram. de sang huit heures après l'hémorrhagie. Guérison (décembre 1868).

3° Transfusion pratiquée dans un cas d'anémie consécutive à une hémorrhagie de l'artère cubitale. Pouls imperceptible à l'autre artère ; refroidissement des extrémités; pâleur cadavérique. Injection de 100 gram. de sang. Guérison (mars 1869).

4° Transfusion pratiquée dans un cas de pyohémie, suite d'ulcère grave et ancien. Injection de 200 gram. de sang en deux fois à douze jours d'intervalle. Il y eut une légère amélioration. Mort 24 jours après (décembre 1868).

5° Transfusion pratiquée dans un cas de pyohémie consécutive à un traumatisme grave. Injection de 90 gram. de sang. Amélioration. Mort 7 jours après (février 1869).

---

[1] *Sette casi di transfusione di sangue. Osservazioni di Enrico Albanese.* Palerme, luglio 1869. -

6° Transfusion pratiquée dans un cas de pyohémie consécutive à une arthrite fongueuse de l'articulation huméro-cubitale. Marasme profond ; sueurs froides. Résection de l'extrémité inférieure de l'humérus. Injection de 116 gram. de sang. Guérison (juin 1869).

J'ai cité ailleurs la septième observation (Voy. les Tableaux, obs. 112); ce qui fait que le nombre des cas que j'ai rassemblés se monte à 192, dont 101 cas de guérison.

M. le Dr Albanese n'a toujours employé que du sang humain veineux, défibriné et filtré. Les deux insuccès qu'il a obtenus ne doivent pas étonner : nous avons dit plus haut ce que nous pensions de l'emploi de la transfusion contre la pyohémie.

Montpéllier 1er août 1869.

TABLE DES MATIÈRES.

TROISIÈME PARTIE.

TABLEAUX des observations de transfusion pratiquées
contre :